专家设计的

防三高养生食谱

张明 主编

U0208544

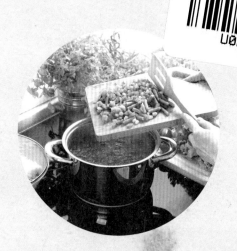

江西科学技术出版社

·南昌·

图书在版编目（CIP）数据

专家设计的防三高养生食谱 / 张明主编. -- 南昌：
江西科学技术出版社，2019.7
ISBN 978-7-5390-6257-0

Ⅰ.①专… Ⅱ.①张… Ⅲ.①高血压－食物疗法－食
谱②高血脂病－食物疗法－食谱③高血糖病－食物疗法－
食谱集 Ⅳ.①R247.1②TS972.161

中国版本图书馆CIP数据核字(2018)第167936号

选题序号：ZK2018193
图书代码：B18126-101
责任编辑：张旭 万圣丹

专家设计的防三高养生食谱

ZHUANJIA SHEJIDE FANGSANGAO YANGSHENG SHIPU

张明 主编

摄影摄像	深圳市金版文化发展股份有限公司
选题策划	深圳市金版文化发展股份有限公司
封面设计	深圳市金版文化发展股份有限公司
出　版	江西科学技术出版社
社　址	南昌市蓼洲街2号附1号
	邮编：330009　电话：(0791) 86623491　86639342（传真）
发　行	全国新华书店
印　刷	深圳市雅佳图印刷有限公司
尺　寸	720mm×1020mm　1/16
字　数	140 千字
印　张	18
版　次	2019年7月第1版　2019年7月第1次印刷
书　号	ISBN 978-7-5390-6257-0
定　价	49.80元

赣版权登字：-03-2018-260

版权所有，侵权必究

（赣科版图书凡属印装错误，可向承印厂调换）

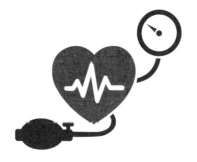

前言

　　大家都知道，三高是高血压、高血脂、高血糖的总称。随着生活水平的提高，饮食结构、饮食内容的调整，悄然间三高已爬上了当代人们易罹患疾病的前列。如果留心观察一下身边的朋友、同事、亲友，你会发现，他们中多数的中老年人、肥胖者正在经受三高的困扰。

　　或许有人要问：为什么这么多的当代人正在遭受三高的折磨，而据史料记载或将历史的齿轮向前拨回30年前就很少看到或听说有"三高"这样的疾病呢？其实，三高的出现很大原因是饮食的改变所致，现代生活富裕了，高油脂、高糖的食物能做得美轮美奂、秀色可餐，人们都爱吃，而且可以不加节制地吃，长此以往，三高就来找大家"报道"啦！

　　说到底，三高就是吃出来的疾病，而针对这样的疾病，最好的改善办法就是调整饮食，将吃出来的问题吃回去。本书就是一本专为三高人群设计的健康食谱。

　　鉴于高血压和高血脂的关联性，我们将它们一起进行讲解，首先介绍它们的基础知识，以问答的形式将知识逐一展开；第二章则重点展示适合调养高血压、高血脂的健康食谱，希望大家能学会并经常食用，只要持之以恒，相信对高血压、高血脂的改善非常有帮助；第三章则同样以问答的形式将高血糖的基础知识逐一展开讲解，让大家对高血糖有个立体的认识；最后第四章重点介绍降糖食谱，望高血糖患者能学以致用，改善自身症状。

　　面对如今越来越多的三高人群，希望本书能对他们有所帮助，也希望他们能用本书的健康食谱重获健康，重拾幸福。

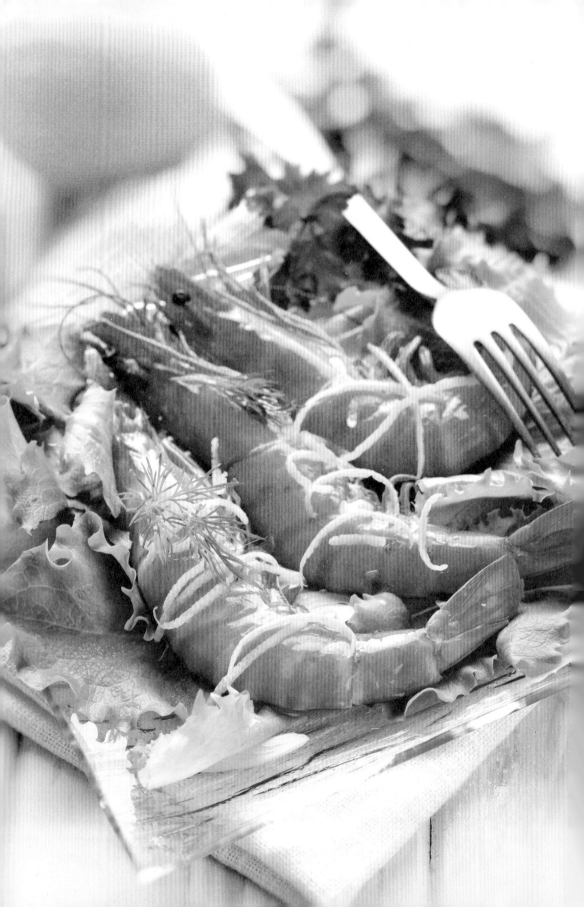

目录 CONTENTS

Part2

降压、降脂食材健康吃法——
告别高血压、高血脂就这么简单

082	玉米：玉米拌豆腐	109	大米：薏米莲子红豆粥
083	竹笋：西芹虾仁炒嫩笋	110	黄豆：黄豆小米粥
084	莴笋：莴笋炒茭白	111	燕麦：薏米燕麦粥
085	荸荠：茄汁荸荠烧口蘑	112	荞麦：龙须菜荞麦面
086	香菇：香菇蒸鸡	113	黑米：红豆黑米粥
087	草菇：草菇扒芥菜	114	薏米：地骨皮青蒿薏米粥
088	口蘑：红薯烧口蘑	115	黑豆：红枣黑豆粥
089	平菇：平菇豆腐汤	116	绿豆：莴笋绿豆豆浆
090	金针菇：菠菜拌金针菇	117	糙米：芦笋糙米粥
091	滑子菇：滑子菇炒西蓝花	118	红豆：红豆薏米美肌汤
092	鸡腿菇：鸡腿菇爆海参	119	芝麻：核桃黑芝麻枸杞豆浆
093	茶树菇：茶树菇蒸牛肉	120	乌鸡：蘑菇无花果炖乌鸡
094	海带：芹菜拌海带丝	121	猪瘦肉：鱼蓉瘦肉粥
095	紫菜：紫菜豆腐羹	122	鸭肉：干贝冬瓜煲鸭汤
096	豌豆：松仁豌豆炒玉米	123	兔肉：红枣板栗焖兔肉
097	蚕豆：蚕豆瘦肉汤	124	牛肉：牛肉豆腐
098	山药：山药胡萝卜炖鸡块	125	鸽肉：四宝乳鸽汤
099	莲藕：清蒸莲藕丸子	126	腐竹：西芹拌腐竹
100	竹荪：浓汤竹荪扒金针菇	127	豆腐：青菜蒸豆腐
101	茭白：手捏菜炒茭白	128	豆浆：小麦豆浆
102	魔芋：魔芋烧肉片	129	鸡蛋清：乌醋花生黑木耳
103	黑木耳：蟹味菇木耳蒸鸡腿	130	脱脂酸奶：草莓桑葚奶昔
104	银耳：雪梨银耳牛奶	131	淡菜：淡菜海带冬瓜汤
105	卷心菜：炝拌卷心菜	132	蛤蜊：蛤蜊蒸蛋
106	芥蓝：芥蓝腰果炒香菇	133	牡蛎：白萝卜牡蛎汤
107	豌豆苗：豆苗虾仁	134	海参：干贝烧海参
108	小米：绿豆凉薯小米粥	135	草鱼：木瓜草鱼汤

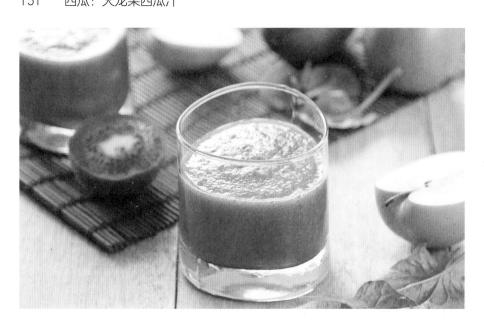

Part3

饮食有计划，降低血糖不肥胖

Part4

降糖食材健康吃法——告别高血糖，就这么简单

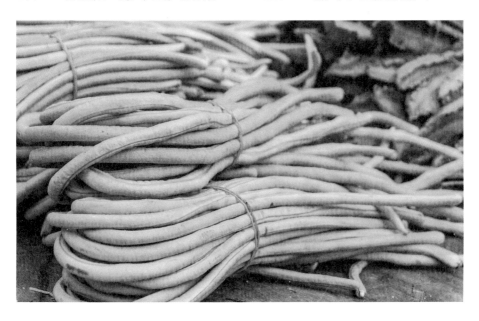

230　莴笋：女贞子莴笋汤

231　芦笋：芦笋炒鸡肉

232　竹笋：竹笋炒鸡丝

233　洋葱：洋葱番茄通心粉

234　西葫芦：西葫芦炒鸡蛋

235　茄子：青豆烧茄子

236　番茄：番茄生鱼豆腐汤

237　山药：山药炒木耳

238　甜椒：彩椒肉末豆角

239　银耳：银耳核桃蒸鹌鹑蛋

240　黑木耳：胡萝卜炒木耳

241　香菇：香菇炒冬笋

242　鸡腿菇：蒜片鸡腿菇

243　猴头菇：黄芪猴头菇鸡汤

244　小米：杂菇小米粥

245　薏米：黄芪茯苓薏米汤

246　黑米：红豆黑米粥

247　燕麦：燕麦南瓜泥

248　荞麦：蛤蜊荞麦面

249　红豆：红豆玉米饭

250　绿豆：绿豆知母冬瓜汤

251　糙米：芹菜糙米粥

252　牛肉：牛肉炒鸡蛋

253　兔肉：飘香手撕兔

254　驴肉：五香驴肉

255　猪脊骨：大麦猪骨汤

256　乌鸡：黑豆乌鸡汤

257　鸡肉：板栗烧鸡

258　鸡胗：西芹拌鸡胗

259　鸭肉：鸭肉炒菌菇

260　鸽肉：茶树菇莲子炖乳鸽

261　鲫鱼：鲫鱼苦瓜汤

262　青鱼：香菇鱼肉枸杞粥

263　带鱼：茶树菇烧带鱼

264　鳗鱼：当归鳗鱼汤

265　扇贝：蒜蓉粉丝蒸扇贝

266　牡蛎：白菜粉丝牡蛎汤

267　蛤蜊：双菇蛤蜊汤

268　樱桃：樱桃豆腐

269　山楂：山楂豆腐

270　板栗：红薯板栗排骨汤

271　松子：松子仁粥

272　核桃：核桃仁粥

273　莲子：莲子松仁玉米

274　杏仁：大杏仁炒西芹

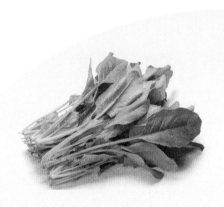

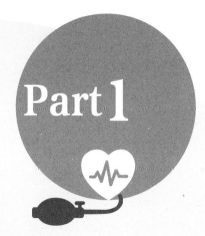

Part 1

饮食有计划，
血压、血脂偏高不可怕

在日常生活中，我们经常听闻身边有人罹患高血压、高血脂，但多数人对其不太了解，更有甚者，罹患这些疾病的患者都不能说明白、讲清楚。本章就从高血压、高血脂的基础知识出发，为大家讲述它们的那些事儿。

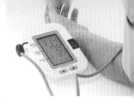

高血压疾病知识百问百答

什么是血压

　　血压是指血液在血管内流动时，对血管壁产生的单位面积侧压力，血压是由心脏、血管及在血管中流动的血液共同形成的。我们平时用血压计测量出来的数值主要是收缩压和舒张压：收缩压指的是当心脏的左心室收缩将血液输往大动脉时产生的数值；舒张压是指左心室收缩结束后便会关闭，停止血液输送，输送到大动脉的血液，随着大动脉扩张，血液积聚后再输送至全身末梢动脉时产生的数值。

什么是高血压

　　高血压是以血压升高为主要症状的常见病，多见于中老年人，被称为中老年朋友健康的第一杀手。高血压患者如不积极治疗，就会引发多种并发症，如脑卒中、心脏病和肾功能不全等，甚至可能造成生命危险。据调查，高血压患者中大约有50%的人死于冠心病，30%左右的人死于脑卒中，10%～15%的人死于肾功能衰竭，而且由此病影响生活、工作的情况更是数不胜数。因此，当血压升高时，尽早接受检查和治疗非常重要。

如何诊断是否高血压

　　高血压是指收缩压（SBP）和舒张压（DBP）升高的临床综合征。

　　医学调查表明，血压有个体和性别的差异。一般说来，肥胖的人血压稍高于中等体格的人，女性在更年期前血压比同龄男性略低，更年期后动脉血压有较明显的升高。人群的动脉血压都随年龄增长而升高，很难在正常与高血压之间划一明确的界限。高血压定义与诊断分级标准规定，当收缩压≥18.67千帕（140毫米汞柱）和舒张压≥12.0千帕（90毫米汞柱）时即为高血压。收缩压和舒张压任何一项高于正常值，都可以认定其有患高血压的风险。

高血压有哪些主要症状

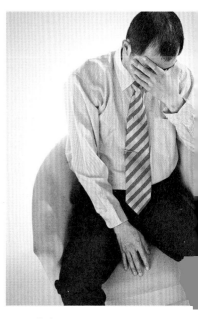

高血压除血压升高外，一般还有头痛、头晕、耳鸣、眼花、心悸、烦躁、失眠、乏力、注意力不集中、记忆力减退、肢体麻木等症状。此病会逐渐影响到心、脑、肾，导致心脏病、脑动脉硬化、脑出血、肾功能减退、半身不遂等。

高血压病症往往因人、因病期而异。高血压早期多无症状或症状不明显，偶尔于身体检查测血压时发现。头晕为高血压最多见的症状，常在患者突然下蹲或起立时出现，有些是持续性的。头痛多为持续性钝痛或搏动性胀痛，甚至有炸裂样剧痛，常在早晨睡醒时发生，起床活动一会儿或饭后逐渐减轻，疼痛部位多在额部两旁的太阳穴和后脑勺。高血压患者性情大多比较急躁，遇事敏感、易激动，所以心悸、失眠等症状比较常见。失眠主要表现为入睡困难或早醒、睡眠不实、噩梦纷纭、易惊醒，这与大脑皮质功能紊乱及自主神经功能失调有关。高血压患者注意力不集中和记忆力减退的症状在早期多不明显，但随着病情发展而逐渐加重，这些症状也常成为促使患者就诊的原因之一。此外，高血压患者还常有肢体麻木，常见手指、足趾麻木，皮肤有蚁行感，颈部及背部肌肉紧张、酸痛，部分患者常感手指不灵活，一般经过适当治疗后可好转，但若肢体麻木较顽固、持续时间长，而且固定出现于某一肢体，并伴有肢体乏力、抽筋、跳痛时，应及时就诊，预防脑卒中发生。

高血压有哪些危害

高血压的危害不仅在于各种症状，更重要的是长期高血压有可能引发相关并发症，带来生命危险。

①引起或促使动脉粥样硬化。高血压会损伤血管内皮细胞，持续高血压会使巨噬细胞不断吞噬脂肪，形成粥样斑块。

②易发生脑血管意外。若由于情绪激动等原因使血压急剧升高，可引起脑出血，病人可能立即昏迷，倾跌于地，俗称中风（脑卒中）。脑出血病势凶猛，致死致残率极高。

③易引发肾动脉硬化和尿毒症。当肾脏内的微血管承受不住过高的血压时就会发生破裂，影响器官组织运作，降低肾脏的功能。高血压与肾脏损害可相互影响，一方面高血压引起肾脏损害，另一方面肾脏损害加重高血压病情，形成恶性循环，导致肾功能不断恶化，最终可能出现尿毒症。

④易形成高血压性心脏病。如果动脉压持续性升高，就会导致心脏负担增加。高血压对血管造成的强大压力会让血管变硬、管径变窄，不利于血液的输送，为了让血液能顺利送往全身，心脏只好更用力地收缩，长期下来，左心室会变得肥大。当血管病变发生在冠状动脉时，会造成缺血性心脏病（狭心症）的发生，如心绞痛、心肌梗死等。

⑤易导致冠心病。血压高，心脏负担大，心肌耗氧随之增加，当血管病变发生在冠状动脉时，会造成缺血性心脏病（狭心症）的发生，此时心肌供氧减少，就会出现心绞痛、心肌梗死等。

⑥易并发动脉硬化、痉挛、眼底出血或渗出液、视乳突水肿等。高血压对眼睛所造成的并发症，来自于血管病变。当视网膜上的血管系统发生病变时，就无法提供足够的养分使眼睛维持正常功能。

⑦易并发糖尿病、老年痴呆等疾病。

❤高血压和高血压病有何区别

高血压并不等于高血压病。高血压只是一种症状，而不是一种独立的病。高血压可以由多种因素引起，可能是某种疾病的临床症状之一，如甲状腺功能亢进、主动脉狭窄等；也可以是服用某种药物后的副作用，如服用避孕药可引起血压升高。这种继发于其他疾病之后的高血压被称为继发性高血压。对于这类继发性高血压病患者，有些通过手术治疗可使用血压恢复正常。另外，某些药物有时也会导致高血压，这种高血压被称为药物性高血压。如果停止服用这类药物，这种高血压就能够得到改善。

原发性高血压是一种独立的疾病，也就是所说的高血压病，是高血压最常见的类型。它是一种全身疾病，除血压升高外，还有头痛、头晕、耳鸣及记忆力减退等神经系统症状。高血压病患者还会并发脑中风、心脏病和肾功能不全等。高血压病患者要终生服药治疗，才能有效地控制血压并防止并发症。

如何挑选和使用家庭血压计

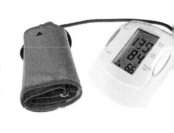

血压计分为三种类型：水银柱式、气压式和电子式。专家建议家庭自测血压最好选用电子血压计，买前请先试用，选择易于使用、说明书浅显易懂的机种；检查血压计的精确度是否良好，选择专门制造血压计同时也制造医疗用大型机种的厂商的产品为佳，也可听从治疗医师的建议。

测量血压应尽可能在温暖、安静的环境中测量；测量前安静地待数分钟，安定情绪，过分紧张会影响血压；测量前应松开领带，脱去衬衫，卷起过多的衣袖会使血压偏低；测量时手心向上，不要握拳，全身保持放松状态，血压计缠臂的部分应与心脏在同一高度；测量后及时做好记录，建议测量2～3次，取其平均值以减少误差。

如何分析血压计的数据

电子血压计的显示屏上一般有3个数据，大的值为收缩压，小的值为舒张压，也有血压计显示心率。

我国2011年高血压防治指南对血压水平的分类和定义是这样阐述的：

（1）收缩压＜16.0千帕（120毫米汞柱）并且舒张压＜10.67千帕（80毫米汞柱）的称为正常血压。

（2）收缩压为16.0～18.53千帕（120～139毫米汞柱）和（或）舒张压为10.67～11.87千帕（80～89毫米汞柱）的称为正常高值。

（3）收缩压≥18.67千帕（140毫米汞柱）和（或）舒张压≥12.0千帕（90毫米汞柱）的就可以诊断为高血压。其中，收缩压≥18.67千帕（140毫米汞柱），但是舒张压＜12.0千帕（90毫米汞柱）的，称为单纯收缩期高血压。

（4）收缩压为18.67～21.2千帕（140～159毫米汞柱）和（或）舒张压为12.0～13.2千帕（90～99毫米汞柱）的为高血压Ⅰ期；收缩压为21.33～23.86千帕（160～179毫米汞柱）和（或）舒张压为13.33～14.53千帕（100～109毫米汞柱）的为高血压Ⅱ期；收缩压≥24.0千帕（180毫米汞柱）和（或）舒张压≥14.67千帕（110毫米汞柱）的为高血压Ⅲ期。

白大衣性高血压和隐性高血压是什么

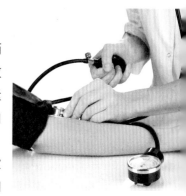

白大衣性高血压是指在医生诊室里测得血压升高，而24小时动态血压正常。有些人在家里自测血压为正常数值，可是一到医院看见穿白大衣的医务人员，就会变得紧张，在这种情况下测得的血压值往往会偏高，因此称为白大衣性高血压。

隐形性高血压是指在医院检查时血压值正常，但在家里自测的时候血压值偏高。其原因之一是患者在家已服用降压药，测量时药物正发挥药效；另外一种原因是患者在医院里产生安全感，自然静下心来，血压显示较低。

为什么有些高血压患者没有明显征兆

很多高血压患者没有明显的临床症状，这有两个方面的原因：一是血压升高的速度较慢，身体处于逐渐适应的状态，所以不会产生不适症状；二是动脉硬化需经过较长一段时间才会逐渐形成，只有在动脉血管壁增厚到75%以上时，各种症状才会表现出来。

此外还有两种易受忽视的高血压。一是临界高血压，也称边缘型高血压，其测得的血压值在正常血压至确诊高血压之间。血压稍偏高，各重要器官如心、脑、肾等无器质性损害是其特点，大多数时候不伴随任何不适症状，且没有器质性的损害。二是体位性高血压，是指患者在站立或坐位时血压偏高，而睡下平卧位时的血压正常，此病的特点是它一般没有高血压的特征，常是在体检或偶然的情况发现的，只有个别严重者会伴有心悸、易疲倦、入睡快等症状。

偶尔血压偏高，需要治疗吗

一次的血压稍微偏高，可能是由于受到一些生理因素的影响，但是多次的测量结果偏高，即使没有不舒服的症状，也要引起重视，应及时接受治疗与调整血压，否则易加速动脉硬化的发生。许多轻度高血压患者也没有任何的不适，也往往容易忽视，没有进行及时的治疗。而据调查结果显示，轻度高血压患者若不接受治疗、控制血压，在未来的7～10年，会有1%死亡，29%发生冠状动脉硬化等并发症，53%会发生左心室肥大、肾衰竭等并发症。

为什么肥胖人群更易得高血压

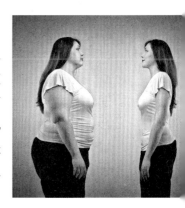

体重是引发高血压的重要因素。据统计结果显示，体重超出标准体重10%、30%、50%、80%的人，其高血压发病率分别为10%、20%、25%、60%。可见，体重与高血压的发病率成绝对的正比例关系。这是因为要活动时，肥胖的身体需要较多的热量，这样心脏必须相应地为全身输送更多的血液，身体越胖，心脏输血量就会越多，血压就会上升，因此体重越重，高血压的发病率就越高。有资料显示，肥胖者高血压的发病率为正常体重者的2～6倍。近年来研究发现有70%的高血压发生于肥胖者身上。

大多数肥胖是由于从饮食中摄取的热量过高造成的，尤其经常摄取过多的油腻食物（如动物性脂肪）、甜食、酒精等，致使体内脂肪蓄积过多，造成脂肪型肥胖，动物性脂肪等热量高的食物过量摄取容易导致高血压疾病。

为什么偏瘦人群也会得高血压

现代医学与营养学提出一个"体脂肪"的概念，指的是身体所包含的脂肪质量，体脂肪率则指脂肪组织在身体成分中占的比例。体脂肪率过高，意味着包围着心脏、肝脏等重要器官的脂肪量过多，从而引发相关疾病。据调查结果显示，很多瘦子体重在标准范围之内，甚至稍微偏轻，但是他们的体脂肪率偏高，这与他们平时的高脂肪、高糖饮食以及少运动有关。这些"体脂肪"高的人群虽然体重没有超重，但是由于体内积聚过多的危害健康的脂肪，也很容易导致心血管疾病。

年轻人也会得高血压吗

是的。如今很多都市年轻人认为，过劳生活是走向成功之路的"关键基石"，是人生必经的一个阶段。为了能够"拼"出美好未来，人人都不惜一切地拼命工作，导致生活总是不规律。刚刚走出社会的年轻小白领存在不良生活习惯的不在少数，年轻一族经常会疏忽对自身健康的关注，熬夜、抽烟、喝酒等都是高血压发作的诱因。

高血压会遗传吗

遗传因素在原发性高血压的发病中起着非常重要的作用。经过许多人通过大量事例对高血压与遗传因素的关系进行了深入细致的研究，结果显示：①双亲血压均正常者，子女患高血压的概率是3%；父母一方患高压病者，子女患高血压的概率是28%；而双亲均为高血压患者，其子女患高血压的概率是45%。②高血压患者的亲生子女和养子女生活环境虽然一样，但亲生子女较易患高血压病。③孪生子女一方患高血压，另一方也易患高血压。④在同一地区，不同种族之间的血压分布及高血压患病率不同。⑤高血压产妇的新生儿血压要比正常产妇新生儿的血压高。⑥摄盐过多、肥胖等高血压发病因素也与遗传有关。

为什么血压不是降得越快越好

根据高血压病的治疗原则，高血压患者血压短期的降压幅度应控制在原来血压的20%以内，如果太过急促，可能会使身体出现代偿作用，患者容易出现头晕目眩、四肢无力、胸闷等症状，严重的还有可能导致大脑以及冠状动脉供血不足，从而出现脑血栓、心脏衰竭等状况，因此血压并非降得越快越好。

高血压患者流鼻血意味着什么

流鼻血是因为血压波动，使原本就很脆的鼻腔血管很容易出现破裂导致出血。根据临床观察，中老年高血压患者，在鼻出血后的1～6个月，约有50%可能发生中风。所以高血压患者流鼻血要引起高度的警惕，因为这可能是中风的一种征兆。

为什么抽烟会诱致高血压

香烟中所含的尼古丁能刺激心脏和肾上腺释放大量的儿茶酚胺，该物质会使心跳加快、血管收缩，致使血压升高；尼古丁加一氧化碳会刺激交感神经，使末梢血管缩小，血流抵抗增加，血压上升；吸烟时会一起吸进一氧化碳，一氧化碳吸入过多，血液中的氧气就会减少，一旦氧气减少到一定程度，就必须增加血液量以增加氧气的输送，从而使血压上升。

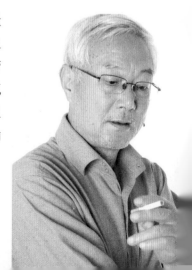

能使血压升高的药物有哪些

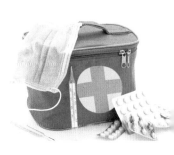

可使血压升高的药物有：激素类药物，如泼尼松、地塞米松、甲基或丙基睾丸素等；止痛药物，如消炎痛、炎痛喜康、保泰松等；避孕药；肾上腺素、去甲肾上腺素、利他林、多虑平及中药甘草等。

血压突然升高，如何进行降压自救

高血压患者如出现头晕、头痛等症状，或毫无症状而自测血压为180~200/110~120毫米汞柱（24.0~26.7/14.7~16.0千帕）时，应立即进行降压自救。首先口服短效降压药，常用的有硝苯地平（心痛定）、卡托普利（开博通）、可乐定和拉贝洛尔（柳胺苄心定）等，其中硝苯地平和卡托普利起效较快。如果患者平时服硝苯地平、卡托普利等药，则可两药合用，或先服硝苯地平，半小时至1小时后血压未见明显改变则可加服卡托普利或可乐定。若患者有恶心呕吐时，则可将硝苯地平或可乐定等舌下含服，并持续监测血压，如血压控制不理想或症状加重时，应立即送医院治疗。

高血压患者更容易中风的原因是什么

高血压造成血管阻塞，当阻塞发生在脑部，会导致阻塞性脑卒中，如脑血栓与脑栓塞。不论是脑血栓或脑栓塞，都会阻塞氧气与养分通过，易造成组织死亡，引发脑卒中。当破裂效应发生在脑部，会导致出血性脑卒中，这是较少见的脑卒中。当破裂的血管主要在脑组织内、接近脑部表面血管时，则为脑内出血，患者会失去意识，或立即在一两个小时内发展成半身不遂。当破裂血管位于蛛网膜下腔的脑血管，血液会大量流出累积在蛛网膜下腔，造成蛛网膜下腔出血，患者会剧烈头痛，但不会立即失去意识或脑卒中。

高血压患者便秘时该如何应对

出现便秘的高血压患者应充分摄入蔬菜、水果等含植物纤维较多的食物，早晨起床时喝杯凉开水或牛奶有利于排便。排便时切勿屏气用力，这样会使血压升高40~50毫米汞柱。如确实排便困难，必要时可服用麻仁丸等药物。

❤高血压患者的睡眠时间该如何安排

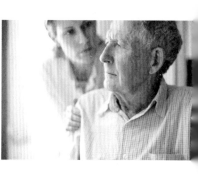

高血压患者每天要保证充足的睡眠，一般为7~8小时，老年人可适当减少至6~7小时；工作了一上午的高血压患者，在吃过午饭后应小睡一会儿，一般以半小时至1小时为宜，老年人可延长半小时。无条件平卧入睡时，可仰坐在沙发上闭目养神，使全身放松，这样有利于降压。

❤高血压患者能过性生活吗

高血压病人是否能够进行正常的性生活应该根据具体病情来决定。一般来说，1期高血压患者的血压虽有时增高，但可降至正常或接近正常，没有因高血压引起的心、脑、肾等并发症，这种高血压病人可以与正常人一样过性生活。2期高血压患者因血压比较固定，不会下降，并有轻度心、脑、肾等并发症，必须在药物保护下进行有节制的性生活。而3期高血压患者由于血压明显升高，持续不降，有明显头痛、胸闷、心前区不适、肾功能减退等并发症，所以应停止性生活。

❤为什么坐飞机会诱致高血压

飞机起降时重力、舱内气压、气流、体位变化及狭小空间等因素对人体产生了一系列影响。因此，对于高血压患者来说，如果血压控制不理想，在乘机时心脑血管意外的发生率明显增加。

大多数心血管、神经内科医生和航空医生都主张高血压患者应将血压控制在理想水平后再乘机，即青年人、中年人或糖尿病人应将血压降到正常血压【小于130/85毫米汞柱（17.3/11.3千帕）】，老年人至少应将血压降至正常值【140/90毫米汞柱（18.7/12千帕）】。恶性高血压【舒张压常持续在130毫米汞柱（17.3千帕）以上，并有眼底出血、渗出或视神经、乳头水肿者】患者、妊娠高血压患者、脑血管意外后两周内的患者、心肌梗死后一个月以内的患者是严禁乘机的。

♥高血压患者可以做运动吗

可以的。运动可以使高血压患者情绪安定、心情舒畅，让工作和生活中的紧张焦虑得以缓解，使全身处于紧张状态的小动脉得以舒张，从而促使血压下降；可以增加微血管血流和改善血管功能；可以达到既减肥又降压的目的，可以改善血脂、血糖，并使体重下降、血压恢复正常。

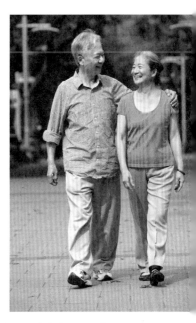

♥哪些运动适合高血压患者

高血压患者平时要注意多锻炼身体，选择合适的运动项目适度锻炼以增强体质，提高抵抗力，并且要劳逸结合，适时调整自己的情绪，减少压力，这样对血压平稳、身体康复极其有利。如慢跑，它可以有效地促进血液循环、减少血液中的胆固醇；散步这种运动方式简单柔和，特别适合老年人；跳绳可消耗较大的热量；长期练习瑜伽可降低血压和改善血液循环；游泳可以改善血管的功能，促进血液的再分布；体操有助于降低周围血管阻力，从而有助于降低血压；太极对防治高血压有显著的作用，适宜于各期高血压患者；而练习气功能够改善高血压患者自主神经系统功能紊乱，降低过亢的交感活动；垂钓是一种行之有效的自我精神疗法。但不是所有的高血压患者都适合运动疗法，运动疗法只适用于临界高血压、轻度和中度原发性高血压及部分病情稳定的重度高血压患者，血压波动很大的重度高血压患者，或出现严重并发症（例如严重心律失常、心动过速、脑血管痉挛、心力衰竭、不稳定型心绞痛、肾功能衰竭等）的重症高血压患者，以及出现高血压药不良反应而未能控制者和运动中血压过度增高（血压大于29.3/14.3千帕）者，均不能采用运动疗法。

♥什么是"昼夜节律"

高血压患者最好先进行24小时动态血压监测，观察其有无昼夜节律。一般来说，约2/3的高血压患者夜间血压明显低于白天，夜间平均血压比白天下降10%以上，这就是通常所称的"昼夜节律"。少部分高血压患者无昼夜节律，这部分患者容易发生左心室肥厚。

有哪些比较有效的降压药

高血压患者常用的降压药物可分为以下六大类:

利尿剂:利尿剂是使用最早、最常用的降压药物,降压作用显著,但长期应用易引起低血钾等不良反应。

β-阻滞剂:β-阻滞剂既能降低血压,又能减慢心率,应用很广泛,但是心率已经很慢、存在心脏传导阻滞和伴有哮喘的高血压患者禁止服用。

α-阻滞剂:α-阻滞剂的特点是不影响血脂和血糖的代谢,主要的不良反应是会引起体位性低血压,所以服用该药的患者起床时要格外小心,动作要慢。

血管紧张素转换酶抑制剂:血管紧张素转换酶抑制剂是一类安全有效的降压药,其种类最多,适用证最广。该类降压药会引起咽痒干咳的不良反应,发生率在10%左右,从而影响了药物的广泛应用。

血管紧张素 II 受体拮抗剂:这是一类最新的降压药,是在血管紧张素转换酶抑制剂的基础上开发成功的,不会引起咽痒干咳的不良反应,被认为是不良反应最少的降压药。

钙拮抗剂:钙拮抗剂降压效果安全有效。该类药常见的不良反应有面红、头痛、心跳加快、脚踝水肿,短效药的不良反应更为显著。

此外还有以下几种具有降压功效的中成药:

安宫降压丸:清热镇惊、平肝降压。用于胸中郁热、肝阳上亢所致的高血压,伴头目眩晕、项强、头痛、心悸、失眠多梦、烦躁气急等症状的患者。

山菊降压片:清热泻火、平肝潜阳。用于肝火旺盛、肝阳上亢所致的高血压,伴头痛、眩晕、耳鸣、健忘、腰膝酸软、五心烦热、心悸、失眠等症状的患者。

天麻钩藤颗粒:平肝熄风、清热安神。用于肝风内动、肝阳上亢所致的高血压,伴头痛、眩晕、耳鸣、眼花、失眠、心烦易怒等症状的患者。

复方丹参片:活血化瘀、理气止痛。用于气滞血瘀所致的高血压,伴胸痹、胸闷、头痛、头晕、心烦易怒、失眠多梦、气喘、乏力等症状的患者。

高血压速降丸:清热息风、平肝降逆。用于虚火上升所致的高血压,伴目眩、头晕、颈项强直、颜面红赤、烦躁不宁、言语不清、头重脚轻、步态不稳、知觉减退等症状的患者。

脑心通胶囊:益气活血、化瘀通络。用于气虚血滞、脉络瘀阻所致的高血压，伴肢体麻木、头痛、头晕、心痛、胸闷、心悸、气短等症状的患者。

山绿茶降压片：清热解毒、平肝潜阳。用于肝阳上亢、肝火上炎所致的高血压，伴眩晕、耳鸣、目赤肿痛、面红身热、头痛、心烦易怒、少寐多梦、口苦、口干等症状的患者。

罗布麻降压片：平肝潜阳、熄风活血、通络止痛。用于肝阳上亢、瘀血阻络所致的高血压，伴头晕、目眩、头痛、烦躁易怒、失眠多梦、耳鸣、耳聋等症状的患者。

需要注意的是降压药与抗心律失常药物，如奎尼丁等合用易心率失常；与治疗心力衰竭的洋地黄类地高辛等合用会增加地高辛的浓度；与治疗关节炎的非类固醇抗炎药，如消炎痛、布洛芬、扶他林，治疗帕金森病的左旋多巴，治疗肺结核的利福平，治疗忧郁症的三环类抗抑郁药多虑平等合用均会影响降压效果。

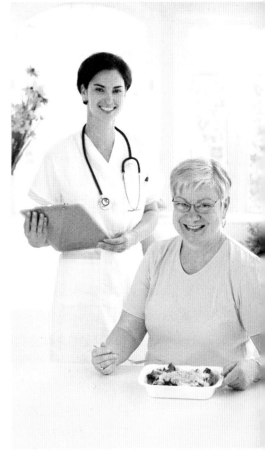

为什么服用降压药后马上睡觉

临床发现，睡前服降压药易诱发脑血栓、心绞痛、心肌梗死，这是因为睡眠时血流速度减慢、血压下降。睡眠与清醒时相比，血压明显降低，血流速度也明显减慢。在夜间，尤其在慢波睡眠期间，脑活动明显降低，代谢缓慢，因此脑血流更加缓慢，血中的某些凝血成分（如血小板、纤维蛋白等）很容易附着在粗糙的、发生粥样硬化的动脉内膜上，积聚成血凝块，将血管堵塞。高血压患者睡前服用降压药使血压降低，在入睡后血压会进一步降低，这种情况下极易形成血栓，所以高血压患者睡前应尽量避免服用降压药物。高血压患者晚上正确的服药方法是睡前2小时服药，还要随时测量血压，勿使血压过低。

为什么服用降压药后会感觉头晕、心悸

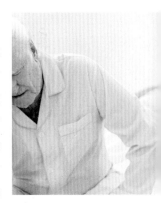

无论是中药还是西药，都会产生不同程度的不良反应。每个人的药物不良反应表现不尽相同，有的人反应重且持久，有的人反应轻而短暂。使用降压药后头晕、心悸可能是由于血压过低、长期高血压、过度紧张等所致。另外，某些降压药如倍他乐克、可乐定、复方降压片（主要成分为利血平）等，有些患者服后会头晕。交感神经阻断剂如胍乙定（即复方罗布麻片的主要成分），有些患者服药后会出现直立性低血压。而某些选择性作用于血管的钙离子拮抗剂如硝苯地平等，最初服药后可有面红、头晕等症状，这是由于血管扩张所致，一般在服药一周后这种反应就会逐步消失，如果仍感到不适，请及时咨询医生。

降压药都会引起性功能减退吗

各种降压药物、血管紧张素转换酶抑制剂类（卡托普利、依那普利、西拉普利、贝那普利等）对性功能没有明显的影响，哌唑嗪等 α 受体阻滞剂可改善射精障碍，而氯沙坦、缬沙坦、厄贝沙坦等血管紧张素受体拮抗剂可从勃起、性欲、射精三个方面改善性功能障碍。但如氢氯噻嗪等利尿降压药，可引起男性勃起障碍、性欲下降、射精障碍；普萘洛尔（心得安）、美托洛尔、阿替洛尔、卡维洛尔等 β 受体阻滞剂主要影响性欲；非洛地平、硝苯地平、氨氯地平等钙拮抗剂主要引起性欲下降、射精障碍。

降压药的降压幅度不如首次明显是因为身体产生耐药性吗

对于降压药，不同的人存在不同的反应。同一种药物，有的患者较敏感，降压效果较好；有的患者不敏感，降压效果不佳。因此，医生必须采取个体治疗的原则帮助患者选择有效且合适的一种或数种降压药长期服用。有的患者一开始服药后，血压较稳定，之后发现血压有渐渐升高的趋势，例如，某些短效药如卡托普利等，初次服药血压可能会明显下降，连续服用数天后，降压幅度就不如首次明显了，但仍有降压作用，这种情况并不是降压药出现了耐药性。降压药物没有耐药性，长效降压药服用时间宜长不宜短，短效药物也不能间断服用，若需要更换降压药物，应该到医院接受医生的指导。

高血脂疾病知识百问百答

💗什么是高血脂

血脂又称脂质，是血液中所含脂类物质的总称，主要包括胆固醇、三酰甘油、磷脂以及游离脂肪酸等，其中胆固醇和三酰甘油是主要成分。血脂含量只是全身脂质含量的小部分，但却是人体所必需的物质，可以反映体内脂类代谢的情况，具有至关重要的生理功能。由于各种原因引起的血清中的胆固醇或三酰甘油水平升高所产生的疾病就是高脂血症，通俗地称为"高血脂"。近年来，由高血脂引起的并发症越来越多，而且患病比例也在逐年上升。高血脂所引发的脑卒中、心脑血管疾病直接威胁人们的健康与生命。

高血脂患者常伴有头痛、头晕目眩、四肢麻木、胸部闷痛、身体肥胖、神倦乏力、气促心悸、腰酸背痛等症状。

💗导致高血脂的因素有哪些

饮食因素。高胆固醇的饮食可使血浆胆固醇上升；高饱和脂肪酸食物容易引起胆固醇升高。吸烟是冠心病、心肌梗死的重要危险因素，更是血脂代谢障碍的影响因素。吸烟者血清甘油三酯含量比不吸烟者高10%～15%。如吸烟者同时伴有高脂血症和高血压，则冠心病的发病率可增加9～12倍。开始吸烟的年龄越早，每天吸烟支数越多，烟瘾越大，则危险性越大。酒中含有的乙醇，对血脂代谢会产生一系列影响。研究发现，嗜酒者血清总胆固醇、甘油三酯、低密度脂蛋白均会明显升高，尤其是后两者，而且患高血压、脑卒中和肝硬化的危险性也大大增加。

内分泌或代谢因素。由于血液中糖、脂肪、胆固醇、蛋白质代谢紊乱，体内毒素堆积，肝脏的解毒功能严重受损，致使心脏供血无力，血流不畅，直接导致血液中的胆固醇与脂肪含量过高而形成高血脂，并伴有高血压、高血糖等一系列疾病。

遗传因素。高血脂除了与饮食有关，也与自身基因代谢异常存在联系，其基因导致体内血脂分解酶和合成酶有障碍，导致胆固醇分泌过多。酶太低的话，就会导致代谢低下，这也会导致高血脂。

❤血脂升高有哪些预警信号

①早晨起床后感觉头脑不清醒，进食早餐后好转，午后极易犯困，夜晚很清醒；经常感觉头脑昏沉，有时在与人谈话的过程中都容易睡着；常常会忘记事情；感觉四肢很沉重或者四肢没有感觉等。这些都是高血脂的前兆。

②中老年妇女的眼睑上出现淡黄色的小皮疹，刚开始时为米粒大小，略高出皮肤，严重时布满整个眼睑，这个在医学上称为"黄色素斑"，是由于血脂浓度异常增高，引起脂质异位沉积而造成的。

③腿肚经常抽筋，并时常感到刺痛，这是胆固醇积聚在腿部肌肉中的表现。如果发现程度不断在加重，一定要予以重视，及时进行血脂检查。

④患有家族性高胆固醇血症的人常会在各个关节的伸面皮肤出现脂质异位沉积，特别是跟腱，为脂质沉积的好发部位，严重者可使跟腱的强度明显下降，不小心碰到轻微的创伤就会引起撕裂。

⑤短时间内在面部、手部出现较多黑斑（斑块比老年斑稍微大一些，颜色较深）。

⑥记忆力及反应力明显减退，看东西会时不时地感到模糊，这是因为血液变黏稠、流速减慢，使视神经或视网膜出现暂时性缺血。

⑦出现食欲不振等消化系统症状。高血脂可以引起脂肪肝，影响肝功能，故会出现食欲不振等症状。

⑧肥胖是血脂升高的最常见"信号"，所以肥胖者比一般体重正常的人要更加注意进行血脂检查。

❤高血脂会有哪些危害

高血脂对身体的损害是隐匿、逐渐、进行性和全身性的。早期的高脂血症多数没有临床症状，这也是很多人不重视早期诊断和早期治疗的重要原因。高血脂的直接损害是加速全身动脉粥样硬化，因为全身的重要器官都要依靠动脉供血、供氧，一旦动脉被粥样斑块堵塞，就会导致严重后果。动脉硬化引起的肾功能衰竭等，都与高血脂密切相关。

血脂异常是引起动脉粥样硬化、造成冠心病和脑血管疾病的首要因素，还是糖尿病发生大血管病变的主要危险因素。高血脂还可导致脂肪肝、肝硬化、胆石症、胰腺炎、眼底出血、失明、周围血管疾病、跛行、高尿酸血症等一系列的症状和疾病。

如何诊断是否得高血脂

目前，国内一般以成年人空腹血清总胆固醇超过5.72毫摩尔/升、三酰甘油超过1.70毫摩尔/升，作为诊断高血脂的指标。将总胆固醇在5.2～5.7毫摩尔/升者称为边缘性升高。根据血清总胆固醇、三酰甘油和高密度脂蛋白胆固醇的测定结果，通常将高血脂分为四种类型：高胆固醇血症、高三酰甘油血症、混合型高脂血症、低高密度脂蛋白血症。高胆固醇血症是指血清总胆固醇含量高，超过5.72毫摩尔/升，而三酰甘油含量正常，即三酰甘油低于1.70毫摩尔/升；高三酰甘油血症是指血清三酰甘油含量增高，超过1.70毫摩尔/升，而总胆固醇含量正常，即总胆固醇低于5.72毫摩尔/升；混合型高脂血症是指血清总胆固醇和三酰甘油含量均增高，即总胆固醇超过5.2毫摩尔/升，三酰甘油超过1.70毫摩尔/升；低高密度脂蛋白血症是指血清高密度脂蛋白胆固醇（HDL－胆固醇）含量降低，低于0.9毫摩尔/升。

哪些人更容易患高血脂

研究调查发现以下几种人易患高血脂：有少数高血脂患者是患有高血脂家族病史的人；大部分高血脂患者都是肥胖者；中老年人及绝经后的妇女很容易得高血脂；35岁以上经常高脂、高糖饮食者也会有得高血脂的危险；有些高血脂患者是由于生活习惯不良而导致的疾病，比如长期吸烟、酗酒、不经常运动者；患有糖尿病、高血压、脂肪肝的病人，生活没有规律、情绪容易激动，精神长期处于紧张状态，甲状腺功能减退的人，都很容易得高血脂。

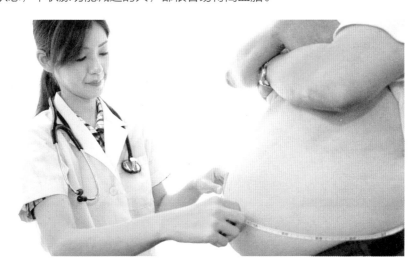

哪些人需要定期检查血脂

卫生部心血管病防治研究中心发布的《中国成人血脂异常防治指南》指出，40岁以上的男人以及绝经期后女性应每年查一次血脂。对于40岁以下的成年人，可在20岁时做第一次血脂化验，以后隔两年查一次。如家族中有高血脂患者，应将初次查血脂年龄提前。在定期的检查中，如出现一次检查结果显示为高血脂，不必马上接受治疗，因为检查结果可能受一时性的高胆固醇、高脂肪饮食的影响而出现偏差。遇到这样的情况，可将自己这段时间的饮食及运动情况告知内科医师，以确定是否开始接受治疗，或是否隔一段时间再进行复查。

高血脂患者该如何自我检查

自我检查的内容主要包括：自行计算、记录、检查每天的饮食量、体重、运动量、血脂值，把它们制成表格的形式，观察其变化趋势，并根据这种变化的趋势注意调整每天摄取饮食的量及营养素的均衡。这种自我检查的好处在于，它能帮助我们积累观测自己身体变化的经验。这种经验积累到一定程度之后，就算不进行实际的测量，仅凭肉眼就能测知各项观测数量的值，这样就很方便了。但是目测毕竟容易产生偏差，所以最好隔几天就将所有数据全部实测一次，以便修正不准确的目测数据。需要注意的是，在外就餐机会多的人，不要采用目测的方法，因为外面的饮食在做法上很不统一，甚至很不规范，无法准确计算一天摄入的总能量，这将会给高血脂患者带来不必要的麻烦。

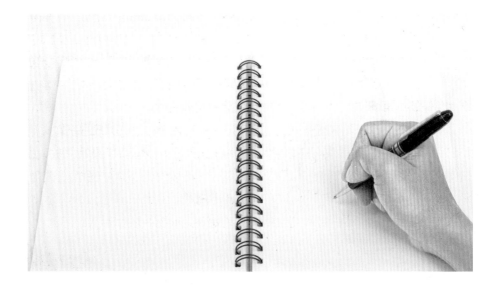

怎么看懂血脂化验单内容

　　血脂的检查项目主要有总胆固醇、甘油三酯、高密度脂蛋白胆固醇、低密度蛋白胆固醇这四项。

　　总胆固醇的正常参考值为2.8～5.72毫摩尔／升。它的数值增高常见于动脉粥样硬化、肾病综合征、胆管阻塞、糖尿病、黏液性水肿、高血脂等；数值降低常见于恶性贫血、溶血性贫血、甲状腺功能亢进、营养不良等。

　　甘油三酯的正常参考值为0.23～1.24毫摩尔／升。它的数值增高常见于动脉粥样硬化、肥胖症、严重糖尿病、肾病综合征、胰腺炎、迁延性肝炎、脂肪肝、糖原累积病、高血脂等；数值降低常见于甲状腺功能亢进、肝功能严重低下、恶病质等。

　　低密度脂蛋白主要由极低密度脂蛋白代谢转变而来，主要负责"运输"胆固醇，把肝脏合成的胆固醇运输至全身的细胞，常被称为"坏胆固醇"。这是因为，相对其他的脂蛋白来说，低密度脂蛋白携带胆固醇的量最多。低密度脂蛋白和高密度脂蛋白刚好相反，它是把胆固醇带入动脉壁细胞的。

　　低密度脂蛋白的正常参考值为1.7～3.12毫摩尔／升。它的数值增高常见于心脑血管疾病，亦见于甲状腺功能减低、肾病综合征、肝脏疾病、糖尿病等；若数值降低，则要警惕脑卒中的发病危险。

　　高密度脂蛋白是血清中密度最大但是体积最小的一组脂蛋白，主要在肝脏和小肠内合成，在血液中由酯化型胆固醇和极低密度脂蛋白所生产。它主要负责"回收"胆固醇，所以常被称为"好胆固醇"。高密度脂蛋白"享誉"于医学界，拥有多个"头衔"。如，它是血管内的"脂质清道夫"，因为它能够把血液中多余的胆固醇转运至肝脏，部分分解成胆汁酸而排出体外；它又是"抗动脉硬化因子"，因为它能够自由进出动脉壁，清除沉积于血管壁的脂质斑块，并且能够修复血管内膜的破损，最大限度地恢复和保护血管弹性。

　　高密度脂蛋白的正常参考值为大于1.11～1.74毫摩尔／升。现已证实这是一种抗动脉粥样硬化的脂蛋白、冠心病的保护因子，其含量与动脉狭窄程度呈显著负相关，在估计心血管的危险因素中，其临床意义比总胆固醇和甘油三酯重要。它的数值增高可使发生动脉粥样硬化的危险度降低；数值降低常见于脑血管病、冠心病、高甘油三酯血症、糖尿病等，可使动脉硬化的危险度增高。

❤ 高血脂有哪些常见并发症

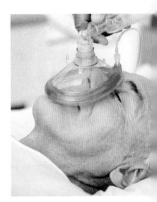

引发心脑血管疾病：高血脂最大的危害就是导致动脉粥样硬化，引起心脑血管疾病。如脂肪斑块沉积到心脏血液的冠状动脉内膜上，即发生冠心病；当脂肪斑块沉积到脑动脉或其他分支时，则会出现脑血管疾病，如脑卒中等。所以高血脂又被称为引起心脑血管疾病的"凶手"。当人体形成动脉粥样硬化后，会导致心肌功能紊乱，引起血管动脉痉挛，诱使肾上腺分泌升压素，导致血压升高，引发高血压。高血脂还会加重糖尿病病情，所以糖尿病病人除了要控制好血糖，还需要调节血脂。

引起肥胖，形成脂肪肝：过多的脂肪在血液中堆积，在组织器官、皮下和血管壁周围大量沉积，使脂肪供大于求，导致肥胖，引发脂肪肝。肥胖者可适当运动、减重，降低高脂血症的患病概率。

诱发胰腺炎：过高的三酰甘油可以引发胰腺炎。治疗胰腺炎除了在医生的指导下降低三酰甘油外，还要少吃甜食、零食，晚饭不宜过饱，多做运动，因为运动不仅可以燃烧体内过多的脂肪，把过高的三酰甘油降下来，而且还能降低诱发胰腺炎的危险。

导致肺栓塞：肺栓塞是由于肢体很少活动，导致下肢或深部静脉血栓形成，当血流变缓时，脱落栓子可顺血流入肺，形成急性肺栓塞。

降低人体抵抗力：由于体内血脂过高，代谢功能减低，内分泌紊乱，导致抵抗病毒的抗体作用减小，抵抗力下降。

造成双目失明：高血脂是引起视网膜血栓形成的最常见原因。病人患有严重高血脂时，血液中富含的大量三酰甘油使视网膜颜色变淡而近乳白色，这些脂白很可能从毛细血管中漏出，造成视网膜脂质渗出，在视网膜上呈现出黄色片。而高浓度的血脂能够激活血小板，血小板则会释放出更多的凝血因子，使得血小板的聚集性增高，以致血管内血栓形成，从而造成视力严重下降，老年人则可能会双目失明。

造成走路跛行：血液中的脂肪过高，就会在血管壁上沉积形成粥样斑块，粥样斑块则会导致腿部血管腔狭窄。正常情况下，运动时血管中的血液会流动加速以满足运动时的需要，但是一旦血管腔狭窄，当运动达到一定程度时，肌肉就会出现缺氧和缺血的状况，产生缺氧缺血性疼痛，走路就会跛行。

检查血脂之前一定要保持空腹吗

是的。检查血脂之前应保持空腹12小时以上，因为正常人餐后血清甘油三酯水平一般可持续升高9~12小时。在此期间，进食会使血清的脂质和脂蛋白成分都发生改变，特别是进食肥肉、蛋黄等物质时，血液中会出现乳糜颗粒，此时测出来的甘油三酯浓度有可能是空腹12小时以后的数倍乃至数十倍。所以，只有保持空腹12小时，让脂蛋白脂酶彻底水解了脂类物质，得到的检验结果才比较准确，才能避免发生误诊的情况。

高血脂患者都需要使用降血脂药物吗

事实上，有些高血压患者是不能吃药的。如有活动性肝炎的病人，降脂药物需在肝脏内代谢，会对肝脏造成一定的损害，而有活动性肝炎的病人本身就已经有肝脏功能的损害了，再服用降脂药，会严重影响肝脏功能。怀孕或哺乳期的妇女同样不能服用降压药。临床研究证明，他汀类药物在降低胆固醇生物合成的同时，也会减少与胎儿发育相关的类固醇等，可能影响胎儿发育，所以孕妇最好不要服用降脂药物；为了防止降脂药物经人乳分泌被宝宝吸收，哺乳期的妇女最好也禁用。还有70岁以上的老年病人，伴有慢性充血性心力衰竭、晚期脑血管疾病或活动性恶性肿瘤的病人，都不宜服用降脂药。而有些人则是不需要服药来降低血脂。要使用降血脂药物的高血脂患者必须符合以下条件：①总胆固醇≥5.2毫摩尔/升或低密度脂蛋白≥3.38毫摩尔/升，且存在两个以上的心血管疾病的危险因子（心血管疾病的危险因子包括：高血压、糖尿病、男性45岁以上、女性55岁以上或停经后未服用激素补充治疗、早发性冠心病家族史、抽烟）；②总胆固醇≥6.24毫摩尔/升或低密度脂蛋白≥4.16毫摩尔/升；③甘油三酯≥5.2毫摩尔/升，并且并发有总胆固醇与高密度脂蛋白的比值＞5或高密度脂蛋白＜0.9毫摩尔/升；④甘油三酯＞2.6毫摩尔/升且有急性胰腺炎危险者。如果并发有心血管疾病的还需符合：总胆固醇≥5.2毫摩尔/升或低密度脂蛋白≥3.38毫摩尔/升；甘油三酯≥5.2毫摩尔/升且并发有总胆固醇与高密度脂蛋白的比值＞5或高密度脂蛋白＜0.9毫摩尔/升。

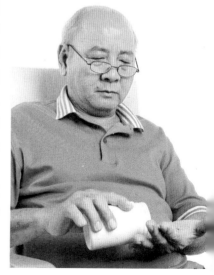

服用降血脂药物时应注意些什么

首先，降血脂药物应坚持长期服用，不可擅自停用或中断，否则可能影响降脂的疗效，出现血脂反弹的情况，甚至引发心脑血管疾病。第二，不可擅自更换药物品种及剂量。每种药物都有其使用的禁忌，医生开的处方是针对每一个个体化的病人的实际情况开的，如需改变药物及剂量，请在医生的指导下进行。第三，定期复查血脂和肝肾功能等。在初次服药的1~3个月内要复查一次，以后定期复查，这样有利于医生根据复查结果帮患者调整用药的剂量。第四，在服用降脂药的同时，饮食治疗和运动治疗不能少，这样才能更好地达到降血脂的目的。第五，降血脂的药物都会有一些不良反应，如会引起肌肉疼痛、转氨酶升高等，所以患者在服用药物之前要详细阅读药物说明书，如果发生副作用或者副作用较大时，应及时跟医生联系，以便更换药物或调整药物剂量。

血脂正常代谢有干扰作用的药物有哪些

临床试验研究证实，有以下三大类药物可干扰血脂的正常代谢。①利尿剂：利尿剂会引起血脂的改变，目前认为与糖代谢异常有关，常见的双氯噻嗪和氯噻酮可升高总胆固醇和甘油三酯的水平，而呋塞米可降低高密度脂蛋白。②β受体阻滞剂：一般β受体阻滞剂在服用两周内，对于血脂水平没有明显的影响，但是长期服用后，会使血脂水平明显增高，而且会随着时间的迁延有程度上的增加。③口服避孕药：研究证实，口服避孕药可引起胆固醇、甘油三酯、极低密度脂蛋白和低密度脂蛋白升高，从而增加引发动脉粥样硬化的危险。

常用的降血脂药物有哪些分类

降血脂药物可分为降甘油三酯的药物以及降低胆固醇的药物两大类。降甘油三酯的药物又包括维生素B₃类、贝特类、氯贝丁酯类、天然鱼油浓缩剂四大类，常见的有维生素B_3、维生素B_3铝、维生素B_3肌醇酯、灭脂灵、非诺贝特、氯贝丁酯等；降低胆固醇的药物可分为他汀类、不饱和脂肪酸类、胆酸隔置剂、激素类、谷甾醇、维丙胺、丙丁酚、胆碱磷脂、酶类药物、泛硫乙胺、肝素类药物等，常见的有洛伐他汀、立平脂、亚油酸、考来烯胺、谷甾醇、维丙胺、弹性酶、降脂灵等。

可升高血脂的抗高压药

常见的可升高血脂的抗高压药物有：

复方降压片：复方降压片是一种理想的降压药物，是常用的降压药物之一。但是临床实验发现，复方降压片可使甘油三酯水平明显增高，并且还会降低高密度脂蛋白，使胆固醇明显增多。

双氢克尿噻：双氢克尿噻为利尿药、抗高血压药，许多临床实践发现，大量服用双氢克尿噻会使血液中的甘油三酯浓度明显升高，增加血液的黏稠度。

硝苯啶：目前比较理想的治疗高血压药物，对于高血压急症患者的疗效尤为显著。它是一种钙离子拮抗剂，具有很强的血管扩张作用。但是此药除了会出现眩晕、恶心、呕吐等不良反应外，还会使血液中的甘油三酯和胆固醇浓度显著增高。

普萘洛尔：普萘洛尔是一种 β 受体阻断剂，对于心律失常、心绞痛、高血压有很好的治疗作用，但是有患者服用此药后出现胆固醇和甘油三酯明显增高的情况。

有哪些降脂中成药

丹田降脂丸：活血化瘀、健脾补肾。用于气滞血瘀、脾肾阳虚所致的高血脂，伴胸闷、喘气、饮食欠佳、腰膝酸软、面色苍白、肥胖、水肿等症状的患者。

脂可清胶囊：宣通导滞、通络散结、消痰渗湿。用于痰湿内阻所致的高血脂，伴眩晕、四肢沉重、神疲少气、肢麻、胸闷、舌苔黄腻或白腻等症状的患者。

人参健脾丸：健脾益气、和胃止泻、除湿化痰。用于脾肾阳虚所致的高血脂，伴饮食不化、脘闷、恶心呕吐、腹痛便溏、不思饮食、体弱倦怠等症状的患者。

消脂护肝胶囊：疏肝理气、活血化瘀。用于气滞血瘀所致的高血脂，伴胸闷、胸痛、喘气、头痛、眩晕、烦躁易怒、面色晦暗等症状的患者。

减肥降脂胶囊：补气健脾、祛痰化湿。用于脾虚湿盛、痰浊阻滞、湿热所致的高血脂，伴肥胖、胸闷、恶心欲吐、痰多、水肿等症状的患者。

血脂康：除湿祛痰、活血化瘀、健脾消食。用于脾虚痰淤阻滞所致的高血脂，伴气短、乏力、头晕、头痛、胸闷、腹胀、食少纳呆等症状的患者；也可用于由高脂血症及动脉粥样硬化引起的心脑血管疾病的辅助治疗。

降脂灵胶囊：消食化积、益气活血。用于脾肾阳虚所致的高血脂，伴纳呆食少、头晕肢麻、体倦乏力、腰膝酸软、舌暗苔腻等症状的患者。

❤高血脂患者的睡眠时间该如何安排

专家建议老年高血脂患者每天的睡眠时间应该在10小时左右，夜间睡9个小时左右，午间睡1个小时左右。但是老年人不宜卧床时间太长，如果睡眠时间超过13个小时，则对身体不利。

❤为什么高血脂患者不能睡高枕头

高血脂患者的血液流动速度比正常人慢，睡眠时就更慢。如果枕头过高的话，头颈所处的位置就会显得太高，流向头部的血液就会减慢减少，这样很容易引发缺血性中风。

❤为什么高血脂患者不宜加盖厚被

老年人机体退化，怕冷，冬天常会盖厚重的棉被来取暖。但是厚重的棉被压在人体上，不仅影响呼吸，而且会使全身的血液循环受阻，容易导致脑部血流障碍或缺氧，增高脑静脉压和脑压，所以老年人在冬天睡眠时切记不要加盖厚重的棉被。

❤高血脂患者能进行性生活吗

单纯的高血脂患者，没有并发感染其他疾病时，可以像正常人一样进行性生活以及结婚生育。性生活以不影响睡眠、不影响生活与工作为度。但是，当高血脂患者并发有其他疾病时，婚育及性生活就有一定的禁忌了。伴有冠心病的高血脂患者，应该节制性生活，进行性活动前，最好先休息一段时间。伴有Ⅱ期高血压的，进行性生活应该有节制，每周不超过2次为宜，且需避免激烈的动作，在性生活中如出现胸痛、头痛、头晕、气急等情况，应立即停止并及时服用降压药或去医院就诊。伴有Ⅲ期高血压的，应绝对禁止性生活，并发有Ⅲ期高血压的女性也应避免生育。伴有脂肪肝的，只要肝功能正常，可以像正常人一样进行性生活、生育，但是如果肝功能有异常，特别是转氨酶不稳定时，应该停止性生活。伴有糖尿病的，在没有严重并发症时，可以进行正常的性生活，但是如果已经出现了严重的并发症，应禁止进行性生活。

高血脂患者能够做家务和运动吗

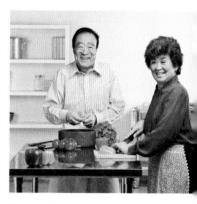

做家务活是很好的劳动方式，不仅能够培养、锻炼人的意志力、持久性，时间长了还能够达到很好的降脂减肥效果。但老年人由于操劳了一生，而且年老体迈，所以不建议多做家务劳动，可以适量地少做一些，达到运动的效果就行了。

运动疗法是高血脂患者降低血脂的一个重要方法，但是并不是人人都适宜。高血脂不伴严重并发症的患者，一般可参加体育锻炼，但并发有以下疾病的高血脂患者应禁止运动：①重度高血压；②严重的糖尿病；③急性心梗急性期；④不稳定型心绞痛；⑤充血性心衰竭；⑥严重的室性和室上性心律失常；⑦肝、肾功能不全。并发有下列疾病的高血脂患者应尽量减少运动量：①控制情况不好的糖尿病；②肥厚型梗阻性心肌病、扩张型心肌病和明显的心脏肥大；③频发室早、心房颤动；④室壁瘤；⑤甲亢；⑥肝、肾功能损害。

高血脂患者该如何控制运动量

运动应达到个体最大心率的79%～85%，以有节奏、重复性、轻中等强度活动为宜，如步行、慢跑、游泳、跳绳、骑自行车等。运动持续时间也应长短合理，达到上述心率要求后可维持20～30分钟。锻炼者可以根据自己的身体状况与实际情况来判断运动量是否合适：如果运动之后食欲增加，睡眠良好，身心轻松，精力充沛，即使增大运动量也不感到疲劳，这是动静结合、运动量适宜的表现；反之，如果运动后锻炼者食欲减退，头昏头痛，自觉劳累汗多、精神倦怠，说明运动量过大，应酌减；如果减少运动量后锻炼者仍出现以上的症状，而且疲劳的时间很长，则应该去做身体检查。

为什么有些人停止运动后血脂会反弹

有些人经过一段时间的锻炼，中途停止后会出现发胖、血脂升高的情况，这是因为人们在停止锻炼后的饮食和锻炼期间一样，缺少了运动的消耗，多余的热量便积聚在体内了，从而引起发胖和血脂升高，并不是"反弹"。

高血压、高血脂患者进食指南

◆ 有降压、降脂作用的营养素有哪些

钾

作用：钾可以促进体内多余的钠排出体外以降低血压，并且能够抑制升压物质儿茶酚胺、血管紧张素的分泌。

摄入量：2克/天

食物来源：香蕉、土豆、茄子、上海青、紫菜、海带、香蕉、杏仁等。

钙

作用：钙的稀释溶液是血液的稀释剂和防凝剂，具有降血脂、降血压和防止血栓形成的效果。

摄入量：1克/天

食物来源：芝麻酱、虾皮、海带、银耳、海参、黑豆、豇豆、牛肉等。

镁

作用：降低代谢不良引发的脂肪囤积以及代谢综合征的发生，减轻药物或环境中的有害物质对血管的伤害，提高心血管的免疫力。

摄入量：0.35克/天

食物来源：花生、核桃仁、绿色蔬菜等。

锌

作用：锌可增强人体的免疫功能，能抑制有毒、有害元素升高血压，并减轻或延缓高血压并发症的发生，特别是动脉硬化和骨病变的发生。

摄入量：0.012~0.015克/天

食物来源：五谷类、种子类、核果类、豆类、牡蛎、肝脏、牛肉、蟹等。

铜

作用：铜可降低血中三酰甘油及胆固醇的浓度，保持血管弹性，同时发挥抗氧化作用，避免血管破损造成胆固醇附着。

摄入量：0.0009克/天

食物来源：坚果类、豆类、五谷类、蔬菜、动物肝脏、肉类、鱼类等。

锰

作用：锰对人体健康至关重要，构成骨骼及其他结缔组织，能活化脂肪代谢酶，促进脂肪及胆固醇的转化、输送及排出。

摄入量：0.002克/天

食物来源：全谷食品、糙米、坚果、大豆、莴笋、蓝莓、茶叶、土豆等。

硒

作用：硒能够抑制血液中脂质氧化、形成沉积，使血脂代谢通畅，营造良好的血脂环境，还可以清除、破坏受损血管壁上已沉积的胆固醇。

摄入量：0.0002克/天

食物来源：洋葱、大蒜、柿子、南瓜、苹果醋、海鲜、动物肝、瘦肉等。

钒

作用：体内的钒足够时，可促进脂质代谢，抑制胆固醇合成，防止血管中胆固醇的沉积，减少胆固醇合成来源。钒可降低肝脏内磷脂和胆固醇的含量。

摄入量：约0.0002克/天

食物来源：五谷类、蔬菜、鱼类、坚果、黄豆油、橄榄油等。

铬

作用：铬可提高胰岛素活性，调节脂类代谢，降低总胆固醇和三酰甘油含量，减少脂质沉积，因而能减少冠心病、高脂血症及动脉硬化等问题发生。

摄入量：0.00003克/天

食物来源：全谷类、新鲜蔬果、鱼及甲壳类、肉类、乳制品等。

黄酮

作用：黄酮具有高抗氧化力，能避免胆固醇氧化而导致动脉硬化，同时具备抗血栓、扩张血管、加强血管壁弹性等功能，起到调节血压的作用。

食物来源：胡萝卜、西蓝花、洋葱、橙子、草莓、苹果、葡萄等。

膳食纤维

作用：膳食纤维可刺激大肠壁肌肉蠕动，使粪容易迅速排出体外，减缓葡萄糖与胆固醇的吸收，从而降低血液中胆固醇含量。

摄入量：25克/天

食物来源：木耳、仙草、绿豆、新鲜蔬果、五谷类等。

维生素A

作用：维生素A能维持正常的视觉反应，维持免疫系统正常，具有一定的抗氧化作用，可以中和有害的游离基，维持血压、血脂平衡。

摄入量：0.0007克/天

食物来源：动物肝脏、番茄、西蓝花、杏仁、鸡蛋、牛奶、奶制品等。

维生素B$_1$

作用：维生素B$_1$可促进肠胃蠕动，还可改善脂质代谢，保护血管结构与功能，保护心脏、神经和消化系统，有助于预防高血压、高血脂。

摄入量：0.001~0.0015克/天

食物来源：黑米、甲鱼、猴头菇、大豆、榛子、肉类、蛋类等。

维生素B$_2$

作用：维生素B$_2$具有降低胆固醇与三酸甘油酯的作用，同时可以扩张血管、促进血液循环，对降低血压也很有帮助。

摄入量：0.0016克/天

食物来源：绿色蔬菜、五谷杂粮、牛奶及乳制品、肝脏、坚果类、豆类、酵母、鳝鱼、麦片、香菇、猪腰、蛋等。

维生素B$_3$

作用：维生素B$_3$能协助人体主要的6种激素的合成，协助神经系统运作，促进脂蛋白的代谢，减少低密度脂蛋白的同时增加高密度脂蛋白，能够降低胆固醇及三酰甘油，促进血液循环，使血压下降，保护心脑血管。

摄入量：0.115克/天

食物来源：肝脏、瘦肉、全麦食物、啤酒、干酵母、口蘑、香菇、干果、核桃、梅子、酵母、猪腰、小麦胚芽、鱼等。

维生素B$_6$

作用：维生素B$_6$可维持代谢正常，促进脂肪代谢，降低胆固醇，对脂肪代谢有一定影响，能抑制小肠对脂质的吸收，降低血中胆固醇浓度，从而防治由于血压、血脂过高引起的动脉粥样硬化，还可缓解肾脏病变、血管并发症等。

摄入量：0.0016克/天

食物来源：胡萝卜、鱼类、豌豆、牛肉、香蕉、甘蓝类蔬菜、麦麸等。

维生素C

作用：维生素C能促进胆固醇代谢，影响高密度脂蛋白含量，可将胆固醇带回胆囊转变成胆酸，经由肠道排出，从而降低总胆固醇。

摄入量：正常人0.1克/天，孕妇怀孕早期应摄取0.1克/天，中期与晚期应摄取0.13克/天

食物来源：新鲜水果蔬菜，如鲜枣、刺梨、草莓、山楂、番茄、荔枝、柑橘、龙眼、枸杞等。

维生素D

作用：维生素D能促进钙的运转，促进肾脏对钙磷的吸收。维生素D与甲状旁腺素共同作用，能调节血钙在正常范围内，而钙能保护心脏，维持血管弹性，防止血栓形成，并降低胆固醇。因而高血压患者常吃含维生素D的食物，对稳定病情大有裨益。

摄入量：0.005~0.01克/天

食物来源：海鱼、鱼肝油、动物肝脏、奶类、蛋黄等。

维生素E

作用：维生素E能促进胆固醇代谢，稳定血脂，可促进脂质分解、代谢的活性，有助于胆固醇的转运与排泄，使血脂稳定，能够净化血液，降低血液中的低密度脂蛋白的浓度，防治血管硬化，同时还能对抗脂质氧化，预防动脉硬化。

摄入量：成年男性为0.012克/天，成年女性为0.01克/天

食物来源：未精制过的植物油、小麦胚芽、胚芽米、鲜酵母、蛋黄、肉、奶、蛋、绿色蔬菜、坚果、干果等。

维生素P

作用：维生素P能够保护细小血管，增加血管壁的弹性，使血液流通顺畅，同时能抑制使血压上升的酵素活性，双管齐下，预防血压上升。

摄入量：成人0.03克/天

食物来源：荞麦、红枣、山楂等。

必需脂肪酸

作用：必需脂肪酸能够防止动脉中胆固醇的沉积，辅助治疗心脏病，促进脂肪分解消耗，同时预防脂肪蓄积，减少患高血脂的几率。必需脂肪酸在目前已知的天然营养元素中降胆固醇的作用是最明显的。

摄入量：不应少于摄取的全部能量中的1%

食物来源：花生、核桃等。

叶酸

作用：叶酸有促进骨髓中幼细胞成熟的作用，还能有效降低同型半胱氨酸，降低高血压、中风的发病率。研究表明，老年人体内叶酸不足会引发动脉硬化。另外，叶酸中的脂肪酸多为单不饱和脂肪酸，能够促使有害胆固醇的代谢，从而降低血脂异常的发生率。

摄入量：0.0004克/天

食物来源：红苋菜、芦笋、菠菜、小白菜、上海青、香菜、番茄、黄豆、花生、瓜子、豆腐、酵母及动物肝肾、禽蛋、橘子、草莓等。

肌醇

作用：肌醇能够降低人体内胆固醇的含量，促进肝和其他组织中的脂肪代谢，防止脂肪在肝内积聚。适用于经常喝大量咖啡的人，也是湿疹、脂肪肝、高胆固醇患者的理想营养素。

摄入量：目前尚无一定标准

食物来源：肝脏、酵母、牛心、青豆、香瓜、柚子、葡萄干、小麦胚芽、花生、卷心菜等。

蛋白质

作用：蛋白质能促进钠的排泄，保护血管壁，或是通过氨基酸参与血压、血脂的调节。有一种叫"牛磺酸"的氨基酸，可以提高心脏和肝脏功能、抑制血压上升并降低胆固醇，而且还能预防血栓形成和动脉硬化。

摄入量：60~80克/天

食物来源：鸡肉、驴肉、牛肉、兔肉、鸭肉、鹌鹑、鸽肉、黑豆、大豆、绿豆、芝麻、小麦、鳕鱼、青鱼、带鱼、鲫鱼等。

一日三餐合理的饮食安排

早餐一般在早上7～8点吃最为合适，它是人在进入全天活动前重要的能量来源，即使摄入大量的糖分也不易储存在体内转成脂肪。相反，如果不吃早餐，会导致血容量减少、血液黏稠度增高，形成微小血栓，容易在本已狭窄的动脉里形成小血凝块，阻塞血管，这对高血压者来说非常不利，有促发中风的危险。因此，高血压、高血脂患者必须要吃早餐，且要吃得合理。

高血压、高血脂患者的早餐要符合低盐、低热量的标准，还要注意营养均衡，如凉拌蔬菜、汤或粥，特别是燕麦片粥，都是不错的选择。油炸、油煎的食品，如油条、油饼、炒面、烧饼等因油脂过多，均要少吃。而三明治、汉堡等也不宜选用，因为面包含钠量较高，添加奶油或火腿、肉松等，会增加油脂或钠的含量。鸡蛋一周不要超过三个，因蛋黄胆固醇高，特别是血脂偏高者，一周不能超过两个鸡蛋，但如果只吃蛋白，则可不受此限制。

在早餐饮品中，牛奶、豆浆是最佳的选择，但要选用低脂或脱脂牛奶，豆浆不加糖会更理想。

午餐通常在上午11点至下午1点间食用。健康的午餐应以五谷为主，搭配大量蔬菜、水果及适量肉类、蛋类、鱼类食物，并减少油、盐及糖分。需要注意的是控制体重不能不吃主食，按照营养专家建议的饮食结构，午餐应以米、面等碳水化合物为基础，其次要多吃蔬菜及水果，再次要适量地食用蛋鱼、肉、禽、奶制品等白质含量多的食物。如果光吃肉不吃主食和蔬菜，即吃大量高脂肪、高蛋白食物，不吃碳水化合物，结果必然是不吃主食也长"肉"。

晚餐的进食时间在晚上6点左右为宜，最迟不要超过7点，过晚则会增加患尿路结石的概率。与早餐、午餐相比，晚餐宜少吃，因为晚间活动少，如吃得过多，易引起胆固醇升高，诱发动脉硬化，损害健康。晚餐应以素菜为主，经常吃荤容易诱发动脉硬化和冠心病。降低摄盐量，对高血压患者来说，每日摄盐量应限制在3克以内，这对降低和稳定血压大有裨益。另外，晚餐不宜吃甜食，糖经过消化可分解为果糖和葡萄糖，被人吸收后转化为脂肪，容易导致肥胖。严格控制饮酒，高血压患者平时要严格控制饮酒，每日饮酒量必须限制在50毫升以内，切忌一次饮完，禁止酗酒。

定时定量、少食多餐是高血压、高血脂患者的主要饮食原则。合理饮食可以减轻肠胃的负担，使体重保持正常水平，有利于患者控制血压、降低血脂。

❤️晨起一杯温开水，降低患病率

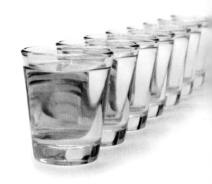

　　水是人体必不可少的营养成分。现代医学认为，水是人体组织的重要构成成分，成人体重的70%都是水，体内新陈代谢需要水的参加才能完成。对于高血压、高血脂患者来说，水更是具有至关重要的作用。医学研究表明，补充水分是改善血液循环的有效途径。水可以稀释血液，使血液恢复流畅的状态，如果不能及时补充水分，会增加血液的黏稠度，从而引起血压升高，甚至形成脑血栓。同时，水分缺失也容易引起便秘，这同样是导致血压升高的重要原因。

　　健康人每天需补充水1500～2000毫升。当然，人们的饮水并不很规律，一般来说，很少有在夜间饮水的习惯，而此时，人体新陈代谢并未停止。水分从皮肤、大小便、呼吸道等不同渠道大量散失，使体内水分减少，影响血液循环，导致血液浓缩，使人头晕、眼花、心悸。特别是老年人患有高血压、脑血管硬化，饮水过少会增加血液黏度，容易形成脑血栓。由于病人动脉多半血管狭窄，已经发生粥样硬化，易使病人乏力、肢体麻木，甚至偏瘫。这种现象在上午9～10点尤为常见。因此，防止高血压病在9点至10点的高峰期发作，最有效的办法是清晨补充水分，降低血液的黏稠度。

　　喝水也有讲究，不可一次喝太多，应采取少量多次的方法。水不可过热或过凉，太热容易使消化道黏膜受损，太凉易使胃肠道血管受刺激而收缩，反射引起心脑血管收缩，造成心脑供血不足，因此温开水是最好的选择。

❤️足量蔬果促代谢

　　高血压、高血脂患者应常吃含膳食纤维多、维生素丰富的食物，如蔬菜与水果，以促进脂肪代谢。另外，多吃绿色蔬菜和新鲜水果，也有利于心肌代谢，改善心肌功能和血液循环，促使胆固醇的排泄。水果一般每天要进食1～2个，作为加餐食用，不提倡在餐前或餐后吃水果，适宜的时间是两次正餐之间或睡前一小时。至于种类可以根据个人喜好选择。专家建议高血脂患者吃全素晚餐，有利于控制血脂。有研究证实，晚餐经常进食荤食的人比经常进食素食的人血脂要高3～4倍。清淡的素食不但有利于降低血脂，而且有降低血黏度、改善血液循环的作用。

❤降压水果并非多多益善

虽然吃水果可补充营养，但并非多多益善，应适可而止，以下是一些常见水果的食用禁忌。

柿子。青柿汁可治高血压，生食柿子有润肺去痰、健脾、止咳、止血、解毒的作用。但柿子含有较多单宁质，具有收敛性，多食会口涩、大便干燥。它还含有鞣质，如空腹食用或溃疡病患者食用过多，会引起上腹部疼痛、饱胀、不思饮食等。

红枣。生食红枣有健脾养胃、益气生津、养血安神等作用，可防治脾胃虚弱、倦怠乏力、失眠心悸、盗汗等症，是高血压、肝炎患者的食疗佳品。但过量食用红枣易损脾助湿热，引起消化不良、厌食，亦易损齿。

葡萄。生食葡萄能补气益血、强筋骨、通经络、利小便，久食能健身延年，对治疗高血压有益，还能使人精力充沛，并有抑制病菌的作用。但因葡萄含较多柠檬酸、苹果酸，如果一次吃太多，会伤脾生内热。脾胃虚寒及糖尿病患者应少食或不食。

石榴。生食石榴有生津止渴、止泻、止血的作用，对津液不足、咽干口燥、烦渴者，可谓食疗佳品。石榴还对咳喘、醉酒、高血压、动脉粥样硬化、肝病等有较好疗效。但多食易伤齿。

鲜酸梅。富含枸橼酸、苹果酸、琥珀酸，有降压、安眠、清热生津的作用，适宜头晕、夜间难以入睡的高血压患者食用。以每天1～2个为宜。另外，夏季将鲜梅与白糖煎水做成酸梅汤饮用，可生津止渴、清凉解暑。但要注意的是，鲜酸梅不能与猪肉同食，胃酸过多的患者忌食鲜酸梅。

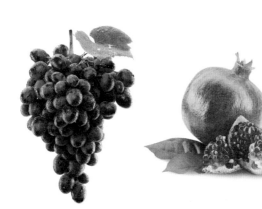
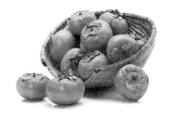

饮食谨记少糖、少盐

在中餐烹饪中，南方运用甜味较多，糖在烹饪中可单独用于调制甜味食品，也可以参与调剂多味复合食品，使食品甘美可口，还可以去苦、腥等味，并有一定的解腻作用。糖也是我们常见、常用的调味品，具有使菜肴甜美、提高营养成分等作用。运动中需要补充适量的糖分，以供给身体能量，减少肌糖原的损耗，减少蛋白质和脂肪酸供能比例，延缓疲劳发生。砂糖水还可以刺激肠胃，帮助消化。但是过量摄入糖分会引发肥胖、高血脂、糖尿病、动脉粥样硬化、心肌梗死，甚至会加重乳腺癌等癌症病情，高血脂、糖尿病、肝炎病人要尽量避免吃糖。

高血压、高血脂患者的饮食尽量低盐。世界卫生组织推荐一个人每日摄入的食盐量不应超过5克，我国的推荐量是不超过6克。有调查表明，食盐摄入量与高血压的发病率呈正比，食盐销售量大的地区高血压的发病率明显高于其他地区。过度食用盐会使血管收缩，血压升高，因此血压较高者应严格限制盐的摄入量。低盐饮食最重要的就是不要往已做好的菜里加过多的盐，其次是要逐步减少烹调时用盐的量。低盐饮食不应操之过急，应该缓慢地减少盐的摄入量。一开始可以减少大概1/10的用盐量，等习惯后再减少1/10，这样用大约3个月的时间，逐渐达到低盐饮食的目标。在日常饮食中需要注意腌渍类食品尽量不食用；食用面食时尽量不食用汤汁；烤、炸类食品，与柠檬汁、萝卜泥一起吃；煮的食品，使用少量食盐；拌饭炒饭，不可多吃；吃有汤的菜在一天两碗以内，汤汁不可过浓；炼制产品与干货，不要加调料；尽量使用低盐的调料。

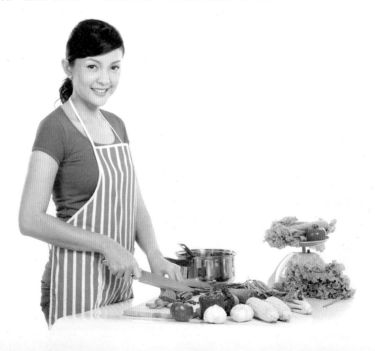

多饮茶可以减脂去腻

茶叶中含有茶碱和鞣质，不仅有兴奋神经、利尿、清暑等功能，同时还能有效地调整脂肪代谢，有减脂去腻、消食减肥的功效；所含的儿茶素、茶多酚、维生素C及维生素P，有增加血管弹性、防止脂质沉积的作用；饮茶还能够降血脂。茶叶品种繁多，加工方式多样。其中，绿茶是未经发酵的茶，所含各种营养素、维生素和微量元素等比经发酵加工的红茶多，在调节血脂代谢、防止动脉粥样硬化方面的作用也被公认为优于红茶。

多吃鱼肉利降压，虾贝海鲜利健康

多食鱼类可以防止心脑血管疾病的发生，这是因为鱼类中含有较多的不饱和脂肪酸。而通常我们所进食的肉类食物，如猪肥肉等，含有较高的胆固醇及饱和脂肪酸。进食大量饱和脂肪酸后肝脏中的酶活性增加，会加速胆固醇合成。如果降低食物中的总脂肪含量，减少饱和脂肪酸和增加不饱和脂肪酸的摄入，不仅有利于控制血脂水平，对降血压也有明显作用，并且可以防治动脉粥样硬化和心脏病。

因此，多食鱼类不仅能通过其含有的必需氨基酸参与对血压的调节，而且可以通过促进钠的排泄，直接降压，保护血管壁。此外，鱼类蛋白是一种优质蛋白质，老年高血压患者容易出现低蛋白血症及肾功能不全，所以应适量多吃。

一般来说，白色鱼肉和油性鱼肉可以为人体提供优质蛋白、维生素和大量的矿物质。另外，鱼的背骨附近暗红色的部位中的牛磺酸含量也较多。专家建议每周至少应该吃两次鱼肉，特别是油性鱼肉。

很多高血脂患者不敢吃海鲜是因为其胆固醇含量高，其实这种想法并不正确，食物胆固醇高并不意味着一定会引发血中胆固醇升高。专业营养师在分析食物对人体胆固醇的影响时，并不只是单纯地考虑胆固醇的含量，而是将食物中胆固醇与饱和脂肪一起来考察。而虾贝等海鲜的胆固醇含量虽然高，可是饱和脂肪酸的含量很低，大部分是不饱和脂肪酸，有利于心血管，也就是说适量地吃一些虾贝类海鲜反而有利于身体健康。因此，高血脂患者可适量地食用虾贝类海鲜。

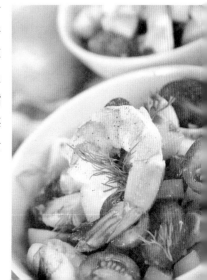

植物油比动物油更利于健康

食用油脂不但可供给人体热能及必需的脂肪酸，并且能在烹调过程中改善食物的感官性质，使食物变得更多样化。但对高血压、高血脂患者来说，血脂升高是引起其他并发症的首要诱因，所以脂类对于患者来说不可不食，也不可多食，要将其控制在一个相对适宜的范围内。最好选用植物食用油，忌用动物油。

植物油中不饱和脂肪酸的含量较高，不饱和脂肪酸对血压、血脂有保护作用，可以降低高血压、高血脂的发病率。患者应多食用含不饱和脂肪酸的植物油类和鱼类，少吃或不吃动物油。

植物油的优点是不仅不含胆固醇，所含的植物固醇还可抑制小肠对胆固醇的吸收。而且，有些植物油，如野茶油、橄榄油、亚麻籽油等，还有益于降低血压，它们含有丰富的ω-3脂肪酸，可以减弱小动脉的收缩，从而降低血压。

植物油含维生素E比较多，而维生素A、维生素D、维生素K含量极少。玉米胚芽油与米糠油均含有丰富的维生素E，能保护皮肤健康，促进血液循环，维持皮肤柔嫩与光泽，并抑制各种色素斑、老年斑的生成。

从食用油脂的营养价值来看，油脂熔点低于体温者，在人体内会呈液体，容易消化吸收；熔点高于体温者，食入后不易成为液体，难以消化吸收。植物油中熔点高的饱和脂肪酸含量很少，熔点低的不饱和脂肪酸则较多，所以吸收率要比动物油脂高。

在选购食用油方面，要尽量选购好的油，例如山茶油、葵花籽油、芝麻油、小麦胚芽油等。

葵花籽油可阻止细胞癌变；高级芝麻油有益于防治心血管疾病，抗氧化；小麦胚芽油可降低血胆固醇、舒缓肌肉疼痛等；山茶油的不饱和脂肪酸中有益的单不饱和脂肪酸含量最高，对心血管益处最大，优于以含亚油酸为主的葵花籽油、豆油、玉米油等，也优于含长链的ω-3脂肪酸的深海鱼油。

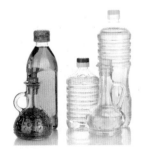

和 "不良饮食习惯" 说再见

拒绝 "重口味"。在外食用佳肴时，是否有时感到酱汁、清汤以及汤类的味道太淡？如果有清淡之感，必定是您家的菜咸味过重，每天食用高盐食物，味觉习以为常，自然觉得普通的菜味道清淡。在煮食物时，不可加入白糖，因为白糖有抵消食盐咸味的功能，为此，势必要加入更多量的盐才能保持原有的口味，而食盐过量的人容易患高血压，因此味道重的食物不利于高血压人群的健康。

少在餐厅就餐。餐馆里的食物口味浓腻，营养却不太好，但人们因为怕浪费，即使觉得分量太多，还是会将其吃干净。这样对高血压患者来说极为不利。

切勿把菜汤汁全部喝完。有些人在进餐后习惯性把剩下的汤汁全部喝掉，菜的味道虽在汤中，而营养却主要在菜中。大部分的盐都溶解在汤中，若全部喝掉，很容易超过盐分的摄入标准，导致血压升高。

少吃加工食品和快餐食品。奶酪、火腿、香肠之类的加工食品，含盐量很高，之所以感觉不到味咸是因为加入其他调味料抵消了部分咸味。近几年来，味道鲜美、包装精致的加工食品，以及价廉物美、食用方便的快餐食品相继投入市场，但这类食物含盐量颇高，远远超过了人们的想象，多食有害身体健康，所以还是少吃为佳。

食物食用前不加酱油、豆瓣酱等。不尝味道就加调味品，这样很容易导致摄入的盐量超过标准。据调查，有些人烹饪食物不尝味道就加调味料，而另一些人则浅尝之后酌量增减调味，当然，前者会比后者易患高血压。

告别高胆固醇食物。胆固醇过高的人需要根据自己的病情来选择适宜的食材，在选择食物时一定要保持 "四低一高" 的原则，即低热量、低脂肪、低胆固醇、低糖及高纤维。人体内胆固醇的来源有两种，一种是在肝脏合成的胆固醇，另一种就是从食物中摄取的胆固醇。要维持体内胆固醇的代谢平衡，首先要适当地控制饮食，选择低热量、低脂肪、低胆固醇的食物，这从很大程度上减少了饮食中胆固醇的摄入。低胆固醇饮食应该避免食用动物内脏、鱼子、蛋黄等高胆固醇食物，一般来讲，高脂血症患者每天胆固醇的摄入量不宜超过0.2克，但如果是高胆固醇血症患者，则应该将胆固醇的摄入量控制在0.15克以下。

饮食坚决不过量。很多人以为是低盐食品，于是心安理得地食入很多，结果摄取盐量过多，同时饮食过量也易发胖，这也是患高血压的主要原因之一。

巧补蛋白，低摄脂肪，控制糖分和热量

蛋白质可以促进钠的排泄，保护血管壁，或是通过氨基酸参与血压、血脂的调节。一种叫"牛磺酸"的氨基酸，可以提高心脏和肝脏功能、抑制血压上升并降低胆固醇，而且还能预防血栓形成和动脉硬化。在食物中，奶类除含丰富的优质蛋白质和维生素外，含钙量较高，且利用率也很高，是天然钙质的极好来源。同样，豆类是我国的传统食品，含丰富的蛋白质、不饱和脂肪酸、钙及维生素 B_1、维生素 B_2、烟酸等，且大豆及其制品还有降胆固醇的作用。奶类和豆制品都是优质蛋白质的来源，其他的食物如鸡肉、驴肉、牛肉、兔肉、鸭肉、鹌鹑、鸽肉等也含有丰富的蛋白质。

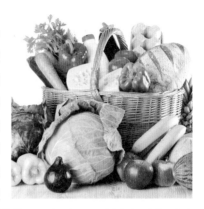

低脂肪的摄入是为了控制体重，防治肥胖。动物性脂肪含饱和脂肪酸高，会引起机体的胆固醇升高，易引发血栓形成，使高血压脑卒中的发病率增加；而植物性油脂含不饱和脂肪酸较高，能延长血小板凝集时间，抑制血栓形成，降低血压。故食用油宜多选食植物油，其他食物也宜选用低饱和脂肪酸、低胆固醇的食物，如蔬菜、水果、鱼、禽类等。

糖类是人体主要能量源物质之一，可分为三类，即单糖、双糖、多糖。高血脂患者如果进食过多的糖类，除了保证人体生命活动必需的糖类外，剩余过多的糖类就会储存在体内，沉积起来，变为脂肪，使得人体变得肥胖，而肥胖又恰恰是高血脂最忌讳的，很多高血脂病都是由于身体太胖而导致的。因此，高血脂患者应当严格控制糖分的摄取。

控制热量是以控制体重为目标，肥胖是引发高血压疾病的危险因素之一。据研究发现，超过正常体重25千克的肥胖者，其收缩压可高于正常人1.33kPa（10mmHg），舒张压高0.93kPa（7mmHg）。因此，控制热量摄入、保持理想体重是防治高血压的重要措施之一，也是饮食原则的首要目的。要少吃高热量食物，减少甜食，以免糖分过高使体重增加。主食中宜多吃杂粮、粗粮，少吃精制面粉和精制米。

饮料、快餐能免则免

患有高血压、冠心病、动脉粥样硬化的病人，应尽量少喝或不喝冷饮。因为冷饮食品进入胃肠后会突然刺激胃，使血管收缩，血压升高，加重病情，并容易引发脑溢血。

除了冷饮外，高血压患者不宜常喝咖啡，因为过多的咖啡因能使血压上升，而血压如果超过140/90mmHg，对健康就有不利影响。所以，高血压患者应远离咖啡，尤其是在情绪紧张时更不能喝咖啡。因为咖啡因加上情绪紧

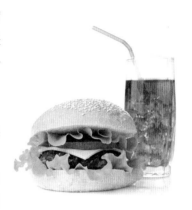

张，会使血压升高得更多。同时，常喝咖啡易促进动脉粥样硬化的发生，高血脂患者常饮咖啡或含咖啡因的饮料，会加速病情的恶化。

高血压人群也不适多喝浓茶。茶叶中含有很多对人体健康有益的成分，但是也含有有害物质，特别是浓茶，其中咖啡因含量增高，过多饮用可引起失眠和心动过速等症状，增加心脏负担。有研究表明，喝浓茶可加重高血压、心脏病、糖尿病、肾炎、肝炎等疾病的病情，因此高血压、高血脂者不宜选用浓茶，应选择清茶。

此外，可乐所含的精制糖容易被人体直接吸收。可乐热量很高，且没什么营养价值，饮用过多导致无法合理控制总热量的摄入，经常饮用还容易诱发肥胖，因此高血压患者不宜饮用。

高血压人群还要尽量少吃快餐。因为快餐食物中含有的盐分过多，长期食盐过量就会导致高血压、中风、冠心病等心脑血管疾病。世界卫生组织建议，健康人通过饮食摄取的最佳盐量，每人每日不应超过5克。如果能长期保持每天摄入的盐量低于5克，可使25～55岁人群的收缩压降低，到55岁时冠心病死亡率可减少16%。来自英国赫特福德大学的研究人员对数十种快餐食物进行调查之后发现，快餐食物如方便面、速冻食品等都含有相对较高的盐分。研究报告指出，为了让食物存放期长一点，生产商加入大量盐到快餐食物中，比如一包方便面大约含2.3克盐。所以在这里要提醒各位忙于工作而无暇做饭，常常依靠快餐食物过日子的现代人，要注意尽量控制自己每天食用快餐食物的分量。

多余摄入请舍弃

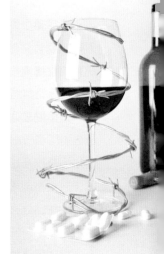

高血压、高血脂患者在日常饮食中，应当注意避免饮食过量。人们从饮食中获取能量来维持机体的生命活力，但是如果摄入过量的能量，剩余的能量就会储存在人体内，容易引起高血脂，甚至引发中风、心脑血管疾病、动脉粥样硬化等一系列疾病。所以，多余的能量应该能免则免。为了避免多余的能量，还可注意一些技巧，如在制作食物时，宜采用清蒸、煮、拌的烹饪方法，而不是煎、炸、烤，如鸡腿煮熟后可凉拌而不是油炸。尽量不加沙拉酱等调味料，如直接食用苹果，而不是加沙拉酱或蛋黄酱制成沙拉食用。用鲜榨果蔬汁代替可乐、橙汁等甜味饮料。用水果作为甜点或加餐，而不是食用糖、蛋糕等甜食。

在社交场合上应该善于婉拒宴会和劝吃行为。出席宴会和聚会之前可以随便吃点东西，或是吃些低能量的食物填饱肚子。入席以后即使别人劝吃劝喝，也要学会婉言相拒。

饮酒更应有节制

酒中含有的乙醇，对血脂代谢会产生一系列影响。研究发现，嗜酒者血清总胆固醇、甘油三酯、低密度脂蛋白均会明显升高，尤其是后两者，而且这些患者患高血压、脑卒中和肝硬化的危险性也大大增加。有人认为高血压患者少量饮酒是可以的，认为少量饮酒能扩张小动脉，使血压略有下降，其实不然。虽然少量饮酒能增加血液中有益的高密度脂蛋白，但同时甘油三酯也会升高。喝酒时和刚喝完酒后，血管会扩张，血压会下降，但过一段时间后，随着血液中酒精浓度的降低，血管会收缩，血压也会上升，如果血管经常重复这样的变化，也会导致高血压。因此，人们应控制饮酒量，尤其是高血压患者更应有节制地喝酒。

中国营养学会建议，成年男性一天饮用的酒精量不超过25克，相当于啤酒750毫升；成年女性一天饮用酒的酒精量不超过15克，相当于啤酒450毫升。对于高血压患者来说，饮酒量应该更低或是直接戒酒。

饭后小憩可稳定血压

　　大部分人认为，饭后散步或者适量的运动可以促进消化，有利于健康。然而对于高血压患者来说，饭后运动是不对的。早餐后，胃肠道充血，大脑相对供血不足，如果立即活动，血压会受影响，头会发晕，饭后可稍坐10分钟左右，再做其他活动。午饭后，高血压患者也应小睡半小时左右。如无条件，可坐着打个盹儿，有助血压平稳。

　　另外高血压患者饭后也不适宜站立过长时间，因为重力会使血液瘀滞在下肢，输血系统为维持正常的血液流动，会增加血压，无形中增加了患者的负担。

　　高血压治疗是一个漫长的过程，首先自己要做好心理调整，建立合理的生活方式，才能有效缓解病情。

外食实用小贴士

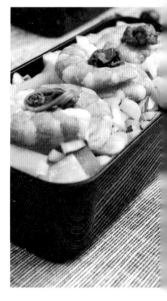

　　大部分外食的热量、盐分都很高，高血压、高血脂患者应尽量较少外食，但由于工作和应酬等各种原因，很难避免外食。那么高血压、高血脂患者如何聪明地外食呢？以下方法可供大家参考：①若外带食物的包装上有营养成分表，仔细阅读，挑选不偏重油脂或谷类食物，一餐的盐分控制在6克以内。②对于分开摆放的定食，应尽量避免口味重的食物，喝汤时只吃汤料，其余的大约吃到七成即可。像宴会请客时，注意只吃到七八成饱就好。③吃饭前先喝清汤或白开水，增加饱足感。④饮食上应尽量习惯味道较淡的料理，油炸的食物宜尽量避免食用。⑤点选小菜宜适量勿过量。⑥去皮的肉类比含皮的肉类少了5%的热量。⑦尽量避免酒精性饮料的摄取，每克酒精可提供7大卡的热量。⑧下酒小菜的热量高，应酬多者应多加注意；膳食纤维可提供饱足感，宜多食用。⑨平常在外所吃的外食或外带食物中，无法摄取的食材不妨在家中好好地补充。特别是蔬菜类容易摄取不足，应该及时补充。相反，外食容易摄取过多的盐分、油脂、糖、谷类等，在家中的饮食必须注意控制均衡。偶尔参加聚会、旅行等活动，如果觉得会吃太多时，不妨在前一两天控制盐分和热量的摄取，吃过大餐后也要努力控制食量。

高血压、高血脂患者优选的烹调方式

烹饪技巧

高血压、高血脂者饮食忌油腻，如果食物油炸过久，就不适合了；比较适合患者的烹饪方式是清炖、水煮，而且质地宜软，不宜大块，以免吞咽困难。

喝汤也有讲究。对于精炖浓缩的汤汁，可以先将汤汁放凉、冷藏，然后将上面的白色浮油刮除，再加热食用。这样虽然麻烦一些，却可以减轻身体血管的负担，也不失进补的益处。在炖菜中放入足够多的配菜，可以使汤汁减少，有利于减少盐分摄入量。此外，可以发挥海带等食物的天然味道，即使只用很少的酱油等调料，菜的味道也足够鲜美。

另外，经常食用自己在家中烹调的饭菜也是减少盐分摄入量的必要手段。为了避免每道菜都用盐，可以通过醋拌凉菜或芝麻拌菜等方式来减少盐的摄入量。

选择食材的注意事项

首先，要使用新鲜的食材。不新鲜的食材往往要加入较多的调味料，或是以裹面粉油炸的方式来掩盖其味道，所以选购食材时，应该注意其新鲜程度，并且应该在保鲜期限内吃完。海鲜食物要避免多次解冻和结冻，以免增加腥味。而应季的新鲜食材色、香、味俱全，可口且营养丰富，应多食用。

其次，进补的食材以蛋白质食物为主，但对于高血压、高血脂患者来说，应该选择含较少油脂、胆固醇及饱和脂肪酸的食物，如以鸡肉、鱼肉代替猪肉、羊肉，注意选择食材部位，如以鸡胸、鸡腿代替全鸡，鸡蛋以蛋白代替全蛋等。也可以使用豆制品取代肉类来烹调。相较于动物性食品，豆类除了含铁量较少以外，不含胆固醇，所含的油脂、钠较低，且含有较多的纤维素，更适合高血压、高血脂患者食用。

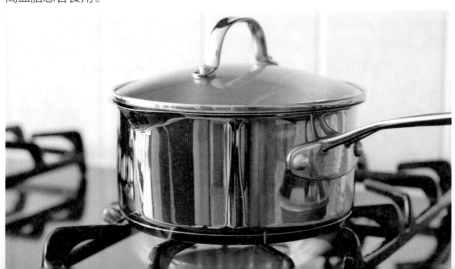

高血压、高血脂并发症患者的饮食调理

高血压并发冠心病患者

吃饭时要控制总热量的摄入，以保持体重在正常范围内。过多地进食，不仅使身体热量摄入过多，脂肪和葡萄糖摄入过多，导致身体容易出现肥胖，而且也易使饱和脂肪酸摄入增多，增加了动脉粥样硬化的危险。另外，过量进食导致饭后血液集中在胃部，心脏负担加重，容易诱发冠心病患者心绞痛。

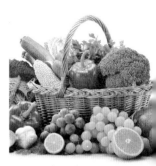

每天吃蔬菜不少于500克，并应以红黄绿色的为主，这类蔬菜含有丰富的类胡萝卜素。经常食用，不仅可以摄入丰富的维生素、矿物质及膳食纤维，也有利于调节体液的酸碱平衡。少吃甜食，甜食食用过多会导致摄入热量过高，容易导致血脂升高。多吃豆制品及粗粮。豆制品中除了含有优质的植物蛋白外，还含有多种维生素，有利于调节血脂和防治心血管疾病。粗粮中富含膳食纤维和B族维生素，能减缓胆固醇的生成、吸收，并促其排出体外，从而预防、辅助治疗高血压、动脉粥样硬化等疾病。

高血压并发心力衰竭患者

一般说来，对蛋白质的摄入量不必限制过严，按每天每千克体重摄入1克蛋白质来计算。当心衰严重时，宜减少蛋白质的供给，改为每天每千克体重摄入0.8克。另外，肥胖对血液循环或呼吸都不利，当心力衰竭发生时，可成为一个使病情更加严重的因素。肥胖还会加重心脏本身的负担，因此，患者不宜采用高热量饮食。

多糖类碳水化合物供给应按300～350克／天的标准执行。宜选食含淀粉及多糖类食物，避免食用过多蔗糖及甜点心等，以预防胀气、肥胖及甘油三酯升高。

低钙可使心肌收缩性减弱，高钙可引起期外收缩，所以，保持钙的平衡在治疗中有积极意义。增加镁的摄入对治疗有利，在充血性心力衰竭中，如果镁浓度降低，可加重心力衰竭症状。心脏病病人所进的食物应易于消化，开始可用流质、半流质饮食，然后改用较软的米饭。

过多的脂肪会抑制胃酸分泌，影响消化，并可能包绕心脏、压迫心肌，另外，脂肪产热量高，不利于消化。所以，肥胖者应注意控制脂肪的摄入量，以40～60克／天为宜。

高血压并发脑卒中患者

高钾食物能调整细胞内钠和钾的比例，减少体内水钠潴留，降低血容量，降低血压，防止出血性脑卒中的发生。现代医学研究表明，动脉粥样硬化主要是由坏胆固醇（即低密度脂蛋白胆固醇）造成的，降低低密度脂蛋白胆固醇及抑制其氧化对防止动脉粥样硬化有着非常重要的作用。而类黄酮与番茄红素能捕捉氧自由基，阻碍低密度脂蛋白胆固醇氧化，对防止血管狭窄和血凝块堵塞脑血管有积极作用。

另外，多吃富含赖氨酸、葡氨酸、牛磺酸的食物（如鱼类和鸡鸭肉、兔肉、鸽肉等），不仅对维持正常血管弹性及改善脑血流有益，还能促进钠盐的排泄，有利于防止脑卒中的发生。一般应避免大块、坚硬、多渣及有骨刺的食物。对进食有困难的病人，应注意饮食配方合理，否则极易发生营养不良。纤维素是血管及肠道的清道夫，多吃富含纤维的食物，如各种蔬菜、水果、糙米、全谷类及豆类，可帮助排便、预防便秘、稳定血糖及降低血胆固醇。少吃鸡汤对保护心脑血管系统及神经系统有益。咖啡属于含咖啡因的饮料，也是兴奋剂，因此宜适可而止。

高血压并发高胆固醇血症患者

饮食宜清淡少盐。不要食用含盐量高的腌渍食品，每日盐的摄入量要控制在5克以下，少吃刺激性食物及辣味食物。

多食富含膳食纤维的食物。常吃些小米、玉米、燕麦等含膳食纤维丰富的粗粮，有利于胆固醇排出体外；少吃含精制糖的食物，这类食物易引起血脂异常。

少吃高脂肪食物。严格限制动物脂肪的摄入，少吃动物血、动物皮、动物内脏、蛋黄等胆固醇含量高的食物，宜吃些海鱼，宜吃植物油，每日烹调用油应少于25毫升。

合理摄入蛋白质。每日蛋白质的摄入量为每千克体重摄入1克蛋白质，其中植物蛋白应占50%，每周最好吃2～3次鱼类。还应常吃一些富含酪氨酸的食物，如低脂酸奶、脱脂牛奶、豆腐等。

多吃含钙、镁、钾等矿物质元素丰富而含钠少的食物。这类食物包括奶制品、虾皮、绿叶蔬菜、海带、豆类及豆制品等。

高血压并发高尿酸血症患者

患者要注意多喝水。水分有利于稀释尿酸浓度，也有利于尿酸排出。液体量维持在2000毫升／天以上，最好能达到3000毫升，以保证尿量，促进尿酸的排出。肾功能不全时摄入水分宜适量。

多食用蔬菜和水果。大多数蔬菜、水果为碱性食品，多吃蔬菜、水果可使尿液碱化，有利于尿酸的排出并防止尿酸结石的形成。高尿酸血症患者每日应摄入500克以上的蔬菜。

要注意饮食中嘌呤的含量。食物中的嘌呤是产生外源性尿酸的基础，日常饮食应常吃一些嘌呤含量低的食物。慢性痛风或缓解期的痛风，应给予平衡饮食，可以适当放宽嘌呤摄入的限制，可自由选食含嘌呤少的食物，嘌呤的每日含量应在0.075克以内。尿酸高的人每日饮食中应多选用奶、蔬菜、鲜果等嘌呤含量低的食物。

蛋白质的供给要适量。标准体重的人蛋白质供给量全天为40～65克，以植物蛋白为主。动物蛋白可选用牛奶、鸡蛋，因牛奶、鸡蛋无细胞结构，不含核蛋白，可在蛋白质供给量允许范围内选用。

要注意控制油脂摄入量。油脂不但热量高，而且过多的脂肪还会影响尿酸的排出。因此，饮食中要避免食用肥肉、肥禽及一切脂肪含量高的食物，并限量使用烹调油。主张食用中等量或较低量的油脂，一般控制在每日50克左右为宜，可以促进尿酸的正常排泄。

高血脂并发肥胖症患者

伴有肥胖症的高血脂患者在饮食时除了要遵从高血脂患者的饮食原则外，还要兼顾肥胖症患者的饮食原则。肥胖症饮食疗法的根本，首先要限制热量的摄取，通常要实行"饭吃八分饱"的节食方法。其次要注意糖类、脂肪、蛋白质、维生素、矿物质、纤维素、水分及嗜好品的摄取分量和方法，使摄取的热量控制在1200～1600千卡之间。此外还应当尽量避免食用糕点、清凉饮料等。高血脂与肥胖症都与体内脂肪过多有关，所以应该少吃零食，不吃夜宵，三餐不要吃得太饱，不吃油炸、油腻的食物，多吃水果与蔬菜，少吃米面等主食，多吃蛋白质含量丰富的食物。烹调食物时要减少用油量，尤其是动物性油要尽量少用，用餐顺序是先吃蔬菜，再吃肉类加主食。控制饮食，多做运动，使摄入的能量与消耗的能量能够相抵，从而减轻体重。

高血脂并发冠心病患者

并发有冠心病的高血脂患者在注意饮食时应该兼顾冠心病患者的饮食原则。控制总热量，维持热能平衡，防止肥胖，使体重达到并维持在理想范围内。控制体重是防治冠心病的重要环节之一。饱和脂肪酸和胆固醇摄入过量，是导致高血脂的主要因素，高血脂又是冠心病的主要诱因之一，故应控制脂肪摄入，使脂肪摄入总量占总能量25%以下，其中动物脂肪以不超过1/3为宜，胆固醇摄入量应控制在每日0.3克以下。蛋白质的质和量适宜。应适当增加植物蛋白，尤其是大豆蛋白。采用复合碳水化合物，控制单糖和双糖的摄入。碳水化合物主要来源应以米、面、杂粮等含淀粉类食物为主，应尽量少吃纯糖食物及其制品。多吃蔬菜、水果，因蔬菜、水果是维生素、钙、钾、镁、纤维素和果胶的丰富来源，能降低人体对胆固醇的吸收。少食多餐，避免吃得过多、过饱，不吃过于油腻和过咸的食。

高血脂并发高血压病患者

伴有高血压的高血脂患者，在饮食中更要注意采取科学合理的方法，不仅要了解高血脂患者的饮食原则，而且要了解高血压患者的饮食原则，将两者的饮食方法相结合，制订出适合这一类患者的饮食计划。伴有高血压的高血脂患者要选择营养均衡的食材来控制总热量，在限制热量的范围内合理安排蛋白质、脂肪、糖类的比例，糖类应占到50%左右，脂肪占到30%左右，蛋白质占到20%左右。食物的烹调方法尽量选择凉拌、蒸、煮等比较清淡的方法。尽量限制对食盐的摄入量，轻度的高血压患者每日可摄取2～5克食盐，中度高血压患者每日可摄取1～2克食盐，重度高血压患者应采取无盐膳食。多补充钙和微量元素，减少对脂肪和胆固醇的摄入。

高血脂并发糖尿病症患者

高血脂病人同时患有糖尿病时，应该谨慎对待饮食，禁止进食糖分高的食物，选择正确合理的食谱与膳食方法。先根据病情轻重与体力活动计算出每日需要消耗的总热量，尽量少食用含高脂肪、高胆固醇、高糖的食物，尤其是含糖分高的食物要少进食或者直接禁食。用植物油代替动物油，多吃新鲜蔬菜与瓜果，多补充身体所需的膳食纤维与维生素。其次，要遵循早餐吃好，午餐吃饱，晚餐吃少，粗细粮搭配，肉蛋奶适量，蔬菜餐餐有，每顿八分饱等简单基本的饮食原则。

前方注意：65种食物千万不能吃

萝卜干

萝卜干是常见的咸菜之一，属于腌制品，在腌制的过程中加入了大量盐分，含钠量极高，高血压、高血脂患者食用后容易引起血压升高，不利于血管健康。

腌菜

腌菜一般是由蔬菜加盐腌渍而成，含盐量较高，高血压患者忌多吃盐，以免加重身体负担。而且在腌渍过程中蔬菜的维生素被破坏，营养价值大打折扣，放置不当还易产生亚硝酸盐，食用后对身体极为不利。

酸菜

酸菜一般是由大白菜腌渍而成，在腌渍的过程中许多营养素特别是维生素会被大量破坏，维生素对高血压、高血脂患者来说不可缺少，因此高血压、高血脂患者最好少吃酸菜。

辣椒

高血压患者食用带有辛辣刺激性的食物会刺激血压升高。这里所指的辣椒是指辣味较重的辣椒，因此对于柿子椒、不辣的青椒等，高血压患者可适量食用。

雪里蕻

高血压、高血脂患者多属肝阳上亢体质，而雪里蕻性温，高血压、高血脂患者久食之，可积温成热，加重高血压病情。

咸菜

咸菜的原料可为芥菜、白菜、萝卜等，用盐等调味料腌渍而成，其含钠量极高，高血压、高血脂患者食用后，容易引起血压升高，不利于血管健康。

香椿

香椿的磷含量较高，食用过多会加重肾脏的负担，高血压并发肾功能衰退的患者更应慎食。

龙眼

龙眼富含糖分、碳水化合物，食用后易使血糖、血脂升高，还易使人发胖，肥胖型的患者要敬而远之，普通的高血压、高血脂患者也要少食。

榴莲

榴莲的热量和糖分较高，还含有脂肪，食用易使人发胖，对需要保持标准体重的高血压、高血脂患者来说，不适宜食用。

甘蔗

甘蔗是制糖的主要原料，含有丰富的蔗糖、葡萄糖和果糖，含糖量高达12%，属于高糖食物，食用后容易被消化吸收，使血糖快速升高，也易导致血脂上升，因此，"三高"患者均要少食甘蔗。

葡萄柚

葡萄柚又称西柚，从植物分类学上比较，其与柚子十分相似，所以它和柚子一样含有可影响高血压药物代谢的活性物质，通过抑制肠道的酶从而增加降压药的血药浓度，使血压大幅度下降，不利于血压的控制，所以，对于需长期服用降压药的高血压患者来说，应忌吃葡萄柚，如要吃，应注意食用的量，同时要监测血压。

柿子

柿子含有较多单宁酸，具有收敛性，多食则会口涩、大便干燥，不利于身体有毒物质的排泄。有些人空腹食用柿子后会出现上腹部疼痛、饱胀、不思饮食等现象。

甜瓜

甜瓜性质寒凉，多食易腹泻，对于免疫力较弱的患者和脾肾阳虚型高血压患者来说，应慎食。

杏

中医认为杏性热，有小毒，多食易助热上火，痰浊内蕴型、肝火上炎型的高血压、高血脂患者食之易加重病情。

椰子

椰子是能量极高的几种水果之一，高血压患者若过多食用，多余的能量会在体内转化为脂肪堆积，容易导致肥胖，不利于体重的控制，同时也容易堵塞血管，使血压升高。

樱桃

樱桃性温热，高血压患者、糖尿病患者及热性病及虚热咳嗽者均应忌食。

杨梅

杨梅含有一定的脂肪，而且其他营养成分如维生素C、纤维素、胡萝卜素等含量在水果中都算低的，高血压、高血脂患者多食无益。

荔枝

荔枝性温，有上火症状、阴虚火旺的人皆不宜吃。多食荔枝会积温成热，加重高血压、高血脂患者头目胀痛、面红目赤、急躁易怒、失眠多梦等症状。

柚子

柚子中含有一种活性物质，对人体肠道的酶的产生有抑制作用，从而干扰药物的正常代谢，令血液中的药物浓度升高。高血压患者需长期服用降压药，如同时食用柚子，则相当于服用了过量的降压药，引起血压的大幅度波动，不利于高血压的病情，甚至还可诱发心绞痛、心肌梗死或中风。

鹌鹑蛋

鹌鹑蛋的胆固醇含量（每100克中含0.5克）较高，高血压、高血脂患者均应以低胆固醇饮食为主，以免引起动脉血管粥样硬化，引发心血管并发症。

蛋黄

鸡蛋黄、鸭蛋黄的胆固醇含量均很高，多食会使血管硬化、闭塞，导致动脉血管粥样硬化，加重高血压、高血脂的病情，还易引发心脑血管并发症，因此高血压、高血脂患者应尽量少吃。

松花蛋

松花蛋胆固醇含量高，多食会使血管硬化，导致动脉血管粥样硬化。松花蛋钠元素含量偏高，钠是影响血压升高的因素之一，因此，高血压患者食用松花蛋是雪上加霜之举。

咸鸭蛋

咸鸭蛋中钠元素含量过高（每100克中含钠2.7克），高血压、高血脂患者食用会加重病情。

鹅蛋

鹅蛋属于高胆固醇食物，每100克中含有704克胆固醇，容易使高血脂患者的血清胆固醇水平升高，加重病情。

肥肉

肥肉中的动物性脂肪含量特别高，可达90.8%，食用过多后容易使人体内的脂肪堆积，造成身体肥胖、血压血脂升高，以致动脉粥样硬化。所以，"三高"人群应忌食。

猪血

猪血中的铁含量较丰富，而且以血红素铁的形式存在，容易被人体吸收利用，但是食用过多有可能造成铁中毒，出现恶心、呕吐、呕血等症状，还会影响机体对其他矿物质的吸收。

猪腰

猪腰的胆固醇含量较高，胆固醇在动脉壁的堆积会导致血管管腔狭窄，血流受阻，使血压升高，增大心脏的负荷，还可能引发冠心病。

猪大肠

猪大肠的脂肪含量较高，高血压、高血脂患者食用后容易导致脂肪堆积，引起肥胖，不利于体重的控制。

猪肉

瘦肉中的饱和脂肪酸含量虽较低，但含有较多蛋氨酸，蛋氨酸在一些酶类的催化作用下会产生同型半胱氨酸，直接损害动脉血管壁的内皮细胞，使血脂沉积，从而发生动脉粥样硬化。

猪脑

猪脑性寒，脾胃功能较弱的高血压患者如食用过多，容易引起腹泻等。

猪肚

猪肚有补虚损、健脾胃的功效，适用于气血虚损、身体瘦弱者，但是对于身体强壮的高血压患者不适宜。

猪肝

猪肝的热量较高，多食不利于高血压、高血脂患者体重的控制。

猪心

猪心虽然有补心安神的功效，但是它的胆固醇含量较高，食用后可使血浆中的胆固醇浓度增高。

腊肉、香肠、火腿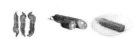

腊肉中脂肪的含量高达50％，和香肠、火腿一样，均是以饱和脂肪酸为主，不利于高血压、高血脂患者稳定血压。

牛肝

牛肝的胆固醇含量很高，多食可使血液中的胆固醇和甘油三酯水平升高，胆固醇堆积在血管壁致使管腔狭窄，会使血压升高。

羊肉

羊肉是助元阳、补精血、疗肺虚、益劳损之佳品，是一种优良的温补强壮剂，但是高血压患者多属肝阳上亢体质，多食会助阳伤阴，加重高血压、高血脂病情。

羊肝

羊肝属于高胆固醇食物，每100克羊肝中含有0.349克胆固醇，食用后可使血液中的胆固醇水平升高，会加重高血压、高血脂患者的病情。

狗肉

狗肉属于温补之物，热性大，食用后会促使血压升高，甚至导致脑血管破裂出血，因此，脑血管病人不宜吃狗肉。此外，心脏病、高血压、卒中后遗症等患者均应忌食狗肉。

鹅肝

鹅肝的胆固醇含量极高，容易引发动脉血管粥样硬化和冠心病等并发症。

麻雀肉

麻雀的加工方法多为油炸、爆炒或者五香，前两者制作出来的麻雀肉热量很高，后者制作出来的麻雀肉含盐量很高，高血压、高血脂患者不宜食用。

鸡肉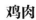

鸡肉的热量较高，高血压、高血脂患者多食容易引起肥胖。

鸡肝

鸡肝的维生素A含量极高，多食可致维生素过多症，出现头痛、恶心、呕吐、视像模糊等中毒症状，久之还可能导致肝损害。

鸡爪

鸡爪的脂肪含量很高，过多摄入会使多余的脂肪储存在皮下组织中，或是沉积在血管壁，阻塞血管，造成血液中的胆固醇过多，使得血脂升高，加重高血脂病情，还可引起动脉粥样硬化，导致冠心病、脑血管病等。

鸡胗

鸡胗的热量较高，多食不利于高血压、高血脂患者的体重控制。

鸭肠

高血压患者宜选择低热量、低脂肪、低胆固醇的食物，而鸭肠的胆固醇含量较高，所以高血压、高血脂患者不宜食用。

烤鸭

烤鸭中的热量和脂肪含量均很高，大量食用容易引起肥胖，不利于体重控制，不利于高血压病情的控制。

炸鸡

油炸食品多属热性食物，且热量较高，食用后易使体重上升、身体发胖，不仅不利于控制血压和血脂，还会加重症状。

鸡汤

鸡汤的营养价值虽然很高，但其所含的胆固醇含量也很高，会导致胆固醇和血压升高。

板鸭

板鸭是以鸭子为原料的腌腊食品，含盐量比一般菜肴高1~2倍，高盐食物对高血压、高血脂患者有害无益。

鹅肉

鹅肉的热量较高，摄入过多容易引起肥胖，高血脂患者需要控制体重，不适宜多吃。

鱼子

鱼子的胆固醇含量很高，低密度胆固醇在血管内皮的堆积可导致管腔变窄，从而使血压升高，甚至引起冠心病。

鲱鱼

鲱鱼富含油脂，非常适合腌制，所以市售的鲱鱼多经过腌制加工，在腌制过程中由于加入了盐、酱料等，使成品的含钠量很高，高血压患者食用后可使血压升高。

虾皮

虾皮中钠和胆固醇含量均高，每100克中含胆固醇0.42克，含钠5.05克，进食后易造成血压升高、动脉血管粥样硬化，引发心脑血管并发症。

鲍鱼

鲍鱼含钠量较高，过多食用易造成血压升高，有引发心脑血管疾病的危险。

糯米

糯米热量很高，过多食用容易引起肥胖，不利于高血脂患者控制体重。

月饼

月饼的主要成分是面粉、白糖和油脂，属于高热量、高脂肪、高糖食品，所含均是不利于高血压患者的成分，因此应尽量不吃。

油条

油条是在连续高温的植物油中煎炸制成的，含有十多种非挥发性物质，不利于身体健康，长期食用还可能导致肝炎、癌症。因此，高血压、高血脂患者应尽量不吃。

油饼

油饼是油炸而成，高血压患者对油炸食物应该敬而远之，以免加重病情，引发心血管并发症。

汤圆

汤圆以糯米为原料制成，质地软糯黏稠，不易消化，且馅料一般会加入较多的糖分和油脂，高压患者应少食。

巧克力

巧克力高糖高油高热量，是典型的增肥食物，不利于高血压、高血脂患者控制体重。

方便面

方便面多为油炸品，其中的油脂大都加入了抗氧化剂，长期食用会破坏体内酶系统，引起早衰。另外，方便面的主要成分为淀粉、盐，进食后容易引起血压升高，不利于病情的控制。

咖喱粉

咖喱的碳水化合物含量较高，且能促进唾液和胃液的分泌，增加胃肠蠕动，增进食欲，高血压、高血脂患者不宜选用。

酱油

酱油中既含有氯化钠，又含有谷氨酸钠，还有苯甲酸钠，是钠的密集来源，钠的含量高达5.7%以上，可引起血压升高、水肿等，高血压患者要慎食。

咖啡

咖啡含有咖啡因，咖啡因是影响血压和血脂的重要物质，摄入大量咖啡因会使高血压患者的病情变得更严重。因此，高血压人群尤其应避免在工作压力大的时候喝咖啡、浓茶等含咖啡因的饮料。

浓茶

茶叶中含有很多对人体健康有益的成分，但是也含有有害物质，特别是浓茶，其中咖啡因含量增高，过多饮用可引起失眠和心动过速等症状，增加心脏负担。

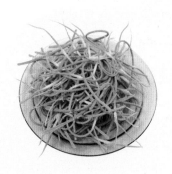

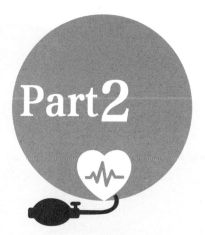

Part2

降压、降脂食材健康吃法——
告别高血压、高血脂就这么
简单

高血压、高血脂的危害不言而喻，除了积极的药物
治疗外，合理的饮食调养也可起到非常大的作用。本章
节从食疗角度出发，为患者详细介绍多种降压、降脂食
材以及各式各样的菜例。读者阅读本章内容，可以结合
自己的具体情况，量身定做降压、降脂饮食计划，以达
到养身健体的目的。

菠菜

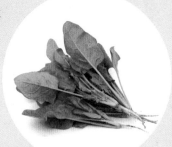

每日食用量 50克

降压元素 镁、钙、钾

菠菜含有丰富的镁、钙、钾等元素。饮食中缺乏镁元素的人的血压容易偏高，镁可扩张血管；钙能保护心脏，维持血管弹性；钾能促使人体排出多余的钠。菠菜含有的这些营养元素均有保护血管、防止血栓形成、降低血压的功效。

降脂元素 胡萝卜素、维生素C、膳食纤维

菠菜中所含的胡萝卜素可改善体内血脂的水平，所含的维生素C可促进胆固醇的分解，增强蛋白脂肪酶的活性，促进甘油三酯和低密度脂蛋白胆固醇的分解。

营养功效

菠菜能养血止血、通肠利胃，还可以帮助人体维持正常视力和上皮细胞的健康，防止夜盲症，增强抵抗疾病的能力等。此外，吃菠菜还对口角溃疡、皮炎等有防治效果。

胡萝卜炒菠菜

原料：菠菜180克，胡萝卜90克，蒜末少许

调料：盐3克，鸡粉2克，植物油适量

做法：

1.将洗净去皮的胡萝卜切成细丝；洗好的菠菜切成段。

2.锅中注水烧开，加胡萝卜丝、少许盐，煮约半分钟，至食材断生后捞出沥干。

3.用油起锅，放入蒜末，爆香，倒入切好的菠菜，快速炒匀，至其变软，放入焯煮过的胡萝卜丝，翻炒匀，加入盐、鸡粉，炒匀调味即可。

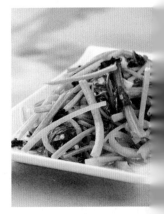

芹菜

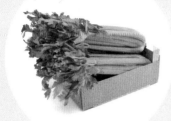

每日食用量 50克

降压元素 降血压化合物、维生素P、芹菜碱

芹菜富含降血压化合物，经常食用可以抑制血管平滑肌紧张，从而降低血压；芹菜碱有保护血管的功效，适量摄取可预防血管病变及高血压并发症的发生；维生素P可以起到降低血压的作用。

降脂元素 膳食纤维

芹菜中的脂肪含量较低，且含有丰富的膳食纤维，可以降低高血脂患者体内的血清总胆固醇、甘油三酯、低密度脂蛋白胆固醇水平。

营养功效

芹菜中的生物碱等成分有镇静作用，有利于高血压患者安定情绪、消除烦躁。芹菜含有非常丰富的膳食纤维，能防止餐后血糖上升过快，还能促进胃肠蠕动、预防便秘，降低高血压患者因便秘发生脑出血的危险。

枸杞芹菜炒香菇

原料：芹菜120克，鲜香菇100克，枸杞20克

调料：盐、鸡粉各2克，水淀粉、植物油各适量

做法：

1.将洗净的鲜香菇切片，芹菜切成段，备用。

2.用油起锅，倒入香菇，炒出香味，放入备好的芹菜，翻炒均匀，注入少许清水，炒至食材变软，撒上枸杞，翻炒片刻。

3.加入少许盐、鸡粉、水淀粉，炒匀调味，关火后盛出炒好的菜肴，装入盘中即可。

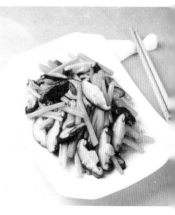

大白菜

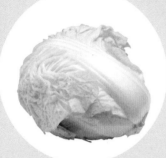

每日食用量 80克

降压元素 膳食纤维、维生素C、维生素E

　　大白菜中含有丰富的膳食纤维，可润肠通便，及时排泄毒素，防止因便秘所引发的血压升高。其含有的维生素C、维生素E具有降低胆固醇、稳定血压的作用。

降脂元素 果胶

　　大白菜中所含的果胶可帮助人体排出多余胆固醇，控制体内胆固醇含量，保持血脂平衡。

营养功效

　　大白菜含有蛋白质、脂肪、碳水化合物、粗纤维、胡萝卜素、维生素B_1、维生素B_2以及硅、锰、锌、硒等多种微量元素，具有清热解毒、消食健胃、防癌抗癌等作用。

黄豆白菜炖粉丝

原料：熟黄豆150克，水发粉丝200克，大白菜120克，姜丝、葱段各少许

调料：盐、鸡粉、生抽、食用油各适量

做法：

1.用油起锅，撒上姜丝、葱段爆香，倒入切好的大白菜丝，炒软，淋入生抽，加清水煮沸，倒入黄豆、鸡粉、盐。

2.加盖煮至食材熟透，再倒入粉丝，煮至熟软即可。

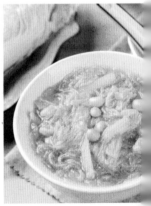

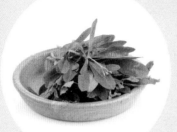

马齿苋

每日食用量 50克

降压元素 钾

马齿苋含有大量的钾，有良好的利水消肿作用；钾离子还可直接作用于血管壁上，使血管壁扩张，阻止动脉管壁增厚，从而起到降低血压的作用。

降脂元素 不饱和脂肪酸、活性物质

马齿苋所含的不饱和脂肪酸，能够抑制胆固醇和甘油三酯的生成；含有的活性物质可增强心肌功能，预防血栓形成，抑制和清除血液中的胆固醇和甘油三酯，对心血管起保护作用。

营养功效

马齿苋对痢疾杆菌、大肠杆菌和金黄色葡萄球菌等多种细菌有较强的抑制作用，还能促进胰岛腺分泌胰岛素，消除尘毒，防止吞噬细胞变形和坏死、矽肺的发生。

马齿苋炒黄豆芽

原料：马齿苋100克，黄豆芽100克，彩椒50克

调料：盐、鸡粉各2克，水淀粉4毫升，食用油适量

做法：

1.洗净的彩椒切成条，备用。锅中注入适量清水烧开，放入少许食用油，放入黄豆芽、彩椒，煮至断生捞出。

2.用油起锅，倒入洗好的马齿苋，再放入焯过水的黄豆芽、彩椒，翻炒片刻。

3.加入少许盐、鸡粉，炒匀调味，倒入适量水淀粉，快速翻炒均匀，即可关火装盘。

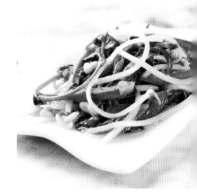

空心菜

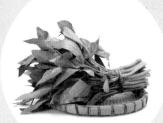

每日食用量 80克

降压元素 钾、黄酮类物质

空心菜富含钾元素，钾能排出体内多余的钠；还含有大量黄酮类物质，可有效清除血管中的自由基，保持血管畅通和弹性。因此，空心菜对防治高血压有很好的疗效。

降脂元素 烟酸、维生素C、膳食纤维

空心菜所含有的烟酸、维生素C、膳食纤维等营养物质能降低胆固醇、甘油三酯，具有降脂减肥的功效。

营养功效

空心菜中粗纤维的含量较丰富，具有促进肠蠕动、通便解毒的作用。空心菜是碱性食物，食后可降低肠道的酸度，预防肠道内的细菌群失调，对防癌有益。空心菜中的烟酸还参与碳水化合物、蛋白质和脂肪的代谢，减少体内的脂肪堆积。

姜汁拌空心菜

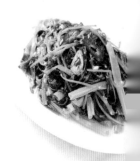

原料：空心菜500克，姜汁20毫升，红椒适量

调料：盐3克，陈醋、芝麻油、食用油各适量

做法：

1.洗净的空心菜切大段，备用。

2.锅中注入适量清水烧开，倒入空心菜梗，加入少许食用油，拌匀，再放入空心菜叶，略煮片刻。

3.加入少许盐略煮，捞出装盘。

4.取一个碗，倒入姜汁，放入盐、陈醋、芝麻油，搅拌均匀，浇在空心菜上，放上彩椒即可。

苋菜

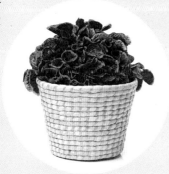

每日食用量 80克

降压元素 钙、镁

苋菜中含有丰富的钙、镁等微量元素，可促进脂肪分解、扩张血管，维持心脏和血管的健康。

降脂元素 叶酸

苋菜中含有丰富的叶酸，能促进人体内的脂肪氧化，排出多余的脂肪，有明显的降脂功效。

营养功效

苋菜含有丰富的铁、钙和维生素K，具有促进凝血、增加血红蛋白含量、提高携氧能力、促进造血等功能；还富含易被人体吸收的钙质，对牙齿和骨骼的生长可起到促进作用；苋菜还是减肥餐桌上的主角，常食可以减肥轻身，促进排毒，防止便秘。炒苋菜时会出很多水，所以在炒制过程中不用加水。

苋菜豆腐汤

原料：苋菜150克，豆腐200克，清汤适量，蒜瓣少许

调料：盐、芝麻油各少许

做法：

1.将苋菜洗净，切成长段备用。

2.豆腐冲净，切成小方块；蒜去膜后切片。

3.锅中放适量清汤烧沸，下入豆腐煮开，再下入蒜片和苋菜，一起煮3分钟，加入盐和芝麻油，再稍煮入味即可出锅。

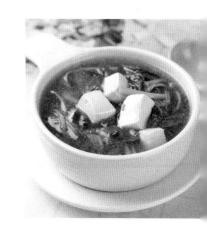

黄花菜

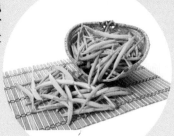

每日食用量 15克（干品）

降压元素 钾

　　黄花菜中钾的含量非常丰富，能帮助人体排出多余的钠，防止血压升高，经常食用黄花菜对高血压患者很有帮助。

降脂元素 膳食纤维、卵磷脂

　　黄花菜中含有丰富的膳食纤维，可以降低胆固醇的含量，而卵磷脂可使多余的胆固醇排出体外，防治动脉硬化和血栓形成，清除血管壁中的沉积物，保护血管。

营养功效

　　黄花菜中富含的卵磷脂对增强和改善大脑功能有重要作用，对注意力不集中、记忆减退、脑动脉阻塞等症状有特殊疗效，因此被人称为"健脑菜"。黄花菜还含有丰富的膳食纤维，能促进大便的排泄，可防治肠道肿瘤。

炒黄花菜

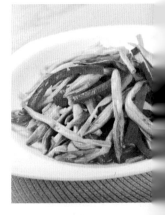

原料：水发黄花菜200克，彩椒70克，蒜末、葱段各适量

调料：盐3克，鸡粉2克，料酒8毫升，水淀粉4毫升，食用油适量

做法：

1.洗好的彩椒切成条，洗净的黄花菜切去花蒂。

2.锅中注入适量清水烧开，放入黄花菜，加入少许盐，拌匀，煮至沸后捞出，沥干水分，待用。

3.用油起锅，放入蒜末、彩椒，倒入黄花菜，翻炒匀，淋入料酒，加入盐、鸡粉、葱段、水淀粉，翻炒片刻即可。

荠菜

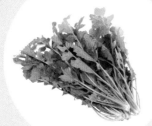

| 每日食用量 | 50克 |

降压元素 香叶木苷、乙酰胆碱、谷固醇

荠菜含有香叶木苷，能强化细血管，抑制血压上升；荠菜中还含有乙酰胆碱、谷固醇，有促进血液循环和降血压的作用。

降脂元素 维生素C、乙酰胆碱、膳食纤维

荠菜所含的乙酰胆碱、膳食纤维，可降低血液中胆固醇和甘油三酯的含量，从而起到降血脂的作用。荠菜含有的维生素C也能够降低血液中的胆固醇，防止动脉硬化和静脉血栓的发生。

营养功效

近年来，医药界用荠菜中的提取物治疗高血压症，效果较佳，所以也有人将荠菜叫作"血压草"。荠菜有和脾、利水、止血、明目等效用，常吃荠菜对防治软骨症、麻疹、呼吸系统感染、前列腺炎、泌尿系统感染等均有较好的效果。

荠菜豆腐羹

原料：内酯豆腐1盒，荠菜100克

调料：盐、芝麻油各适量

做法：

1.将内酯豆腐切成丁，荠菜洗净后切末。

2.锅中放适量水烧沸，倒入豆腐丁煮沸，再下入荠菜末和盐煮沸，起锅前淋入芝麻油即可。

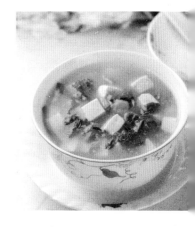

上海青

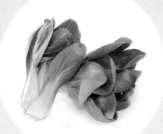

每日食用量 80克

降压元素 维生素C、铁、钙

　　上海青中富含维生素C，维生素C是人体新陈代谢不可缺少的物质，具有保护动脉血管内皮细胞免遭体内有害物质损害、降低胆固醇含量和毛细血管脆性、预防血栓形成的作用。

降脂元素 胡萝卜素、维生素C

　　上海青中含有的胡萝卜素可改善人体的血脂水平，具有预防动脉粥样硬化、冠心病、脑卒中等高血脂并发症的作用。上海青中还含有丰富的维生素C，维生素C能促进胆固醇的分解，有效降低胆固醇。

营养功效

　　上海青富含蛋白质、粗纤维、钙、铁、胡萝卜素、维生素C、B族维生素等，是人体黏膜及上皮组织维持生长的重要营养源，能促进血液循环、活血化瘀，还能清热解毒、润肠通便，对口腔溃疡、牙齿松动、牙龈出血也有防治作用。

上海青拌海米

原料：上海青125克，熟海米35克，姜末、葱末各少许

调料：盐、白糖、鸡粉各2克，陈醋10毫升，芝麻油8毫升，食用油适量

做法：

1.上海青洗净，切成两半。锅中注入适量清水烧开，放入上海青梗，淋入少许食用油，煮至断生。

2.捞出焯煮好的上海青，沥干水分，取一个碗，倒入上海青，撒上姜末、葱末。

3.放入盐、白糖、陈醋、鸡粉、芝麻油、熟海米，拌匀即可。

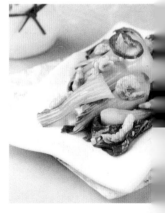

生菜

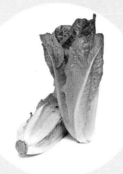

每日食用量 50克

降压元素 维生素C、钙、铁、锌、叶酸

　　生菜所含的多种营养，如维生素C、钙、铁、锌等，能促进血液循环，稳定血压，所含有的叶酸也可预防心血管疾病。

降脂元素 膳食纤维、莴苣素

　　生菜的膳食纤维含量较高，能消除体内的多余脂肪，加上所含的莴苣素具有降低胆固醇的作用，因此，生菜可帮助高脂血症患者降低血脂。

营养功效

　　生菜的富含维生素C、莴苣素、叶酸及钙、铁、锌等多种矿物质，含有的膳食纤维比大白菜多，能消除多余脂肪，肥胖的人可多食。生菜含有的有效营养成分能促进血液循环、降低胆固醇。

蒜蓉生菜

原料：生菜300克，大蒜35克

调料：盐、生抽、食用油各少许

做法：

1.生菜洗净，撕成片备用。

2.大蒜去膜洗净，剁成蓉。

3.锅中放油烧热，爆香蒜蓉，下入生菜快速翻炒至软，加盐、生抽调味，炒匀即可出锅。

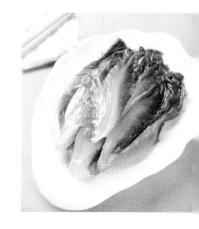

菜薹

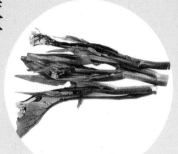

每日食用量 80克

降压元素 膳食纤维、钾

菜薹中含有的膳食纤维可促进新陈代谢、消化机能，有助于减肥。菜薹中所富含的钾可排泄出人体血液中的钠离子，有利于降低血压。

降脂元素 膳食纤维

菜薹含有的膳食纤维成分可帮助胆固醇的排泄，降低胆固醇的含量。

营养功效

菜薹营养丰富，含有钙、磷、胡萝卜素、抗坏血酸等成分，其维生素含量比大白菜、小白菜都高。此外，红菜薹还富含铁质，能补血顺气、化痰下气、祛瘀止带、解毒消肿，还有活血降压的功效。

清炒菜薹

原料：红菜薹250克

调料：盐、植物油各少许

做法：

1.将红菜薹洗净，切成长段。

2.锅中加油烧热，放入菜薹，注入清水，翻炒至熟，最后加盐炒匀即可。

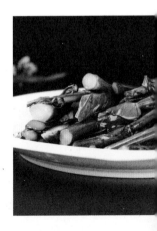

莼菜

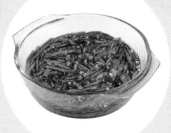

每日食用量 50克

降压元素 维生素、微量元素、氨基酸、锌、多糖

　　莼菜富含多种维生素和人体必需的多种氨基酸以及多种微量元素。人体内的锌镉比值降低时血压会上升，而莼菜中含有丰富的锌，因此多食富含锌的食物可以防止因体内的镉增高而诱发的高血压。

降脂元素 锌

　　莼菜中含有的锌可稳定体内胆固醇水平，控制血脂。

营养功效

　　莼菜具有健胃、强身、防癌、美容等功效。莼菜还含有一种酸性杂多糖，能明显促进巨噬细胞吞噬病毒的能力，可以增强机体的免疫功能，预防疾病的发生。中医认为莼菜性寒，具有药食两用的保健作用，能清热解毒、清胃火。

莼菜蘑菇汤

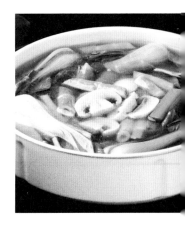

原料：莼菜200克，草菇80克，冬笋肉、鸡肉各50克，鸡蛋清20克

调料：植物油、盐、水淀粉各少许

做法：

1.草菇、冬笋、鸡肉洗净切片。锅中水烧开，分别放入原料焯烫。

2.将植物油倒入锅中烧热，下入草菇、冬笋翻炒匀，加适量水煮沸，加入鸡肉、莼菜，一同煮熟后加盐调味。

3.用水淀粉勾薄芡，淋入鸡蛋清，煮沸即可出锅。

蒜薹

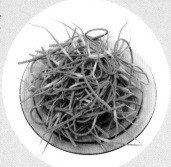

每日食用量 50克

降压元素 维生素C

蒜薹含有的大量维生素C可防止血栓形成，预防冠心病和动脉硬化、高血压等心血管疾病。

降脂元素 纤维素、蒜氨酸

蒜薹含有较丰富的纤维素，可促进胆固醇的排泄，蒜氨酸可有效降低血清胆固醇和甘油三酯含量，所以说蒜薹是降血脂的有效食材。

营养功效

蒜薹含有辣素，其杀菌能力可达到青霉素的十分之一，对病原菌和寄生虫都有良好的杀灭作用，可以起到预防流感、防止伤口感染和驱虫的功效。

蒜薹炒玉米笋

原料：玉米笋160克，蒜薹150克，胡萝卜片少许

调料：盐2克，食用油适量

做法：

1.把洗净的玉米笋用斜刀切成薄片；洗净的蒜薹切成同等长度的段。

2.热锅注油烧热，倒入玉米笋、蒜薹，用大火拌炒至材料熟透。

3.转小火，加入适量盐，用中火翻炒至入味，撒入胡萝卜片，炒至熟即可。

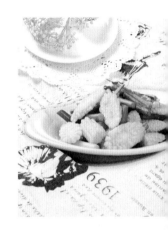

西蓝花

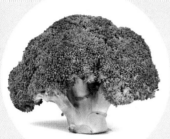

每日食用量 100克

降压元素 类黄酮

西蓝花中所含有的类黄酮除了可以防止感染外，还能够阻止胆固醇氧化，防止血小板凝结成块，从而预防心脏病、中风等高血压并发症。

降脂元素 膳食纤维、芥子油、含硫化合物

西蓝花中含有丰富的膳食纤维、芥子油以及含硫化合物，可以降低胆固醇含量，有效预防动脉粥样硬化等高血脂并发症。

营养功效

多吃西蓝花可增强肝脏解毒能力，提高机体免疫力，并能维持牙齿、骨骼和身体的正常功能，促进生长发育。西蓝花还含有抗氧化、防癌症的微量元素，经常食用可以降低癌症的发病概率。

虾仁西蓝花

原料：西蓝花230克，虾仁60克

调料：盐、鸡粉、水淀粉各少许，食用油适量

做法：

1.锅中注入适量清水烧开，加入少许食用油，倒入洗净的西蓝花，拌匀，煮1分钟至其断生。

2.捞出西蓝花沥干水分，放凉后切掉根部，取菜花部分。

3.洗净的虾仁切成小段，装入碗中，加少许盐、鸡粉、水淀粉，拌匀，腌渍10分钟后，水煮虾仁至熟。

4.取一盘，摆上西蓝花，盛入煮熟的虾仁即可。

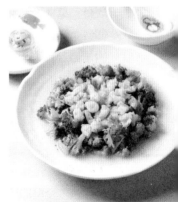

花菜

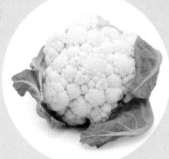

每日食用量 100克

降压元素 多种维生素

　　花菜含多种维生素，如B族维生素、维生素A、维生素E等，尤其含有维生素K，能防止血管壁破裂，可保护血管使其不受高血压的压迫。

降脂元素 类黄酮、膳食纤维

　　花菜所含的类黄酮可以清理血管，防止胆固醇的堆积，阻止血栓形成，减少心血管病的发生率。其所含的膳食纤维也可促进胆固醇和脂肪的排泄，有降血脂的功效。

营养功效

　　花菜有爽喉、润肺、止咳的功效，还能增强肝脏解毒能力，预防感冒和坏血病的发生。花菜还是含有类黄酮最多的食物之一，类黄酮可以预防感染，能够阻止胆固醇氧化，减少心脏病与脑卒中的患病危险。

红椒番茄炒花菜

原料：花菜250克，番茄120克，红椒10克

调料：盐、鸡粉各2克，白糖4克，水淀粉6毫升，食用油适量

做法：

1.将花菜切小朵；番茄切小瓣；红椒切成片。

2.注水烧沸，加花菜、食用油煮熟，放红椒略煮，捞出。

3.用油起锅，倒入所有食材、调料，炒至入味即可。

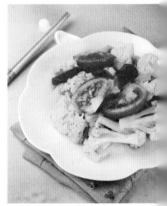

苦瓜

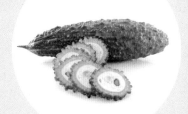

每日食用量 80克

降压元素 维生素C、钙、铁、钾

　　苦瓜富含维生素C，具有保护动脉血管的作用，老年高血压患者血液中维生素C含量较高者，血压较低，因此常吃一些富含维生素C的食物，有助于防治高血压。苦瓜含有的钙、铁、钾等矿物质，均能稳定和降低血压。

降脂元素 膳食纤维、维生素C

　　苦瓜含有的膳食纤维可加速胆固醇在肠内的代谢；而维生素C能够促进胆固醇分解，还能增强脂蛋白脂肪酶的活性，从而促进低密度脂蛋白胆固醇和甘油三酯的分解，对血脂水平有较好的改善作用。

营养功效

　　苦瓜有降血糖、抗肿瘤、抗病毒、提高免疫力和加速伤口愈合的功效。苦瓜性寒味苦，有降邪热、解疲乏、清心明目、益气壮阳之功效。苦瓜中含有类似胰岛素的物质，有显著的降血糖作用。

苦瓜汁

材料：苦瓜肉100克，柳橙汁120毫升

做法：

1.苦瓜肉切小丁块，倒入榨汁机中，再倒入柳橙汁。

2.倒入少许纯净水，盖好盖子。

3.选择"榨汁"功能，榨取蔬果汁。

4.断电后倒出苦瓜汁，装入杯中即可。

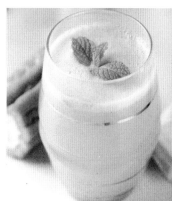

冬瓜

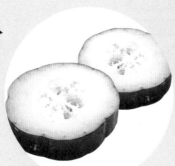

每日食用量 100～150克

降压元素 丙醇二酸

　　冬瓜含有丙醇二酸，能预防血液过于黏稠而导致的血压升高。冬瓜含钠少，利尿功效显著，能辅助降压，对高血压患者有益。

降脂元素 维生素B$_1$、烟酸、丙醇二酸

　　冬瓜中含有维生素B$_1$、烟酸、丙醇二酸，其中维生素B$_1$能促进淀粉和糖类转化为热能，烟酸能降低血液中胆固醇、甘油三酯的含量，丙醇二酸能抑制糖类转化为脂肪，高血脂患者经常食用冬瓜可有效缓解病情。

营养功效

　　冬瓜热量极低，有良好的清热解暑功效。因其利尿，且含钠极少，所以冬瓜是慢性肾炎水肿、营养不良性水肿、孕妇水肿的消肿佳品。它含有多种维生素和人体所必需的微量元素，可调节人体的代谢平衡。

芦笋煨冬瓜

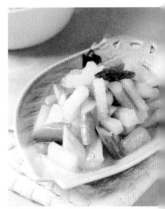

原料：冬瓜230克，芦笋130克，蒜末、葱花各少许

调料：盐、鸡粉各1克，水淀粉、芝麻油、食用油各适量

做法：

1.洗净的芦笋切段；洗好去皮的冬瓜切开，去瓤切块。

2.锅中注入适量清水烧开，倒入冬瓜块、芦笋段，拌匀，煮约半分钟，至食材断生后捞出，沥干水分。

3.用油起锅，放入蒜末，爆香，倒入材料，加入少许盐、鸡粉、清水，用大火煨煮约半分钟，至食材熟软，倒入少许水淀粉勾芡，淋入少许芝麻油即可。

黄瓜

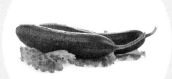

每日食用量 100克

降压元素 钙、镁

黄瓜中含有较多的膳食纤维，能促进肠胃蠕动，预防因便秘引起的高血压。黄瓜中含有的丙醇二酸可抑制糖类转化成脂肪，能有效预防高血压。

降脂元素 膳食纤维、丙醇二酸

鲜黄瓜中含有纤维素，既能加速肠道腐坏物质的排泄，又有降低血液中胆固醇的功能；其所含的丙醇二酸可抑制糖类物质转化为脂肪，肥胖、高胆固醇和动脉硬化的病人常吃黄瓜有良好的改善作用。

营养功效

黄瓜所含的多种微量元素还有降血糖的作用。黄瓜汁能调节血压，预防心肌过度紧张，还可使神经系统镇静和强健，增强记忆力，对牙龈损坏和牙周病的防治有一定功效，还能预防头发脱落和指甲劈裂。

黄瓜拌绿豆芽

原料：黄瓜200克，绿豆芽80克，红椒15克，蒜末、葱花各少许

调料：盐、鸡粉、陈醋、芝麻油、植物油各适量

做法：

1.将洗净的黄瓜、红椒切成丝。

2.沸水锅中加少许油，放绿豆芽、红椒，煮半分钟，捞出后沥干水放在碗中。

3.放入黄瓜丝，加入盐、鸡粉、蒜末、葱花、陈醋，用筷子搅拌均匀至入味；淋入少许芝麻油，拌匀，装入盘中即可。

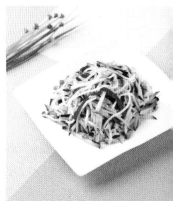

丝瓜

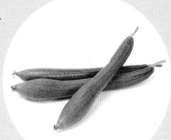

每日食用量 100～200克

降压元素 B族维生素

丝瓜中所含的B族维生素可增强血管弹性，保持血管通畅，有利于脑血管的保健，可防止高血压引起的脑溢血等并发症。

降脂元素 膳食纤维

丝瓜中含有丰富的膳食纤维，可将人体内多余的胆固醇排出，有效地防止血脂升高，还能维持心脑血管正常。

营养功效

丝瓜所含的各类营养在瓜类食物中较高，特别是皂苷类物质、黏液质、瓜氨酸、丝瓜苦味质等特殊物质，对人体有一定的特殊功效。中医认为，丝瓜性凉，味甘，入肺、肝经，有清暑凉血、解毒通便、祛风化痰、润肤美容、通经络、行血脉、下乳汁等功效。

蒜蓉豉油蒸丝瓜

原料：丝瓜200克，红椒丁少许，蒜末少许

调料：蒸鱼豉油5毫升，食用油适量

做法：

1.将洗净去皮的丝瓜切段，放在蒸盘中，摆放整齐。

2.淋入食用油，浇上蒸鱼豉油，撒入蒜末，点缀上红椒丁，待用。

3.备好电蒸锅，烧开后放入蒸盘，盖上盖，蒸约5分钟，至食材熟透即可。

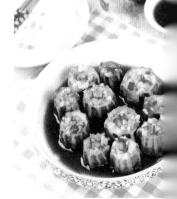

南瓜

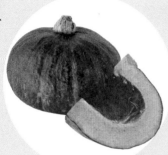

每日食用量 100克

降压元素 膳食纤维

南瓜中富含的膳食纤维可以吸附钠，使多余的钠随粪便排出体外，从而辅助降低血压。

降脂元素 膳食纤维、果胶

膳食纤维可促进胆固醇的排泄，果胶能和体内多余的胆固醇结合，减少胆固醇的吸收，南瓜是非常适合高血压、高血脂患者食用的食物。

营养功效

南瓜有降血糖的作用，是治疗糖尿病、高血压、动脉粥样硬化的食疗良药。南瓜含有丰富的果胶，有吸附并清除体内有害物质的作用，如重金属和放射性物质等，还可预防前列腺增生。当果胶与淀粉混合时，可延缓肠道对营养物质的吸收，由此达到减肥的目的。南瓜因为具有众多的疗效而被誉为"特效保健蔬菜"。

生菜南瓜沙拉

原料：生菜片、南瓜丁各100克，胡萝卜丁、紫甘蓝丝各50克，牛奶30毫升

调料：沙拉酱、番茄酱各少许

做法：

1.胡萝卜丁、南瓜丁、紫甘蓝丝焯熟，捞出过凉水沥干。

2.盘中加入蔬菜、牛奶，挤上沙拉酱、番茄酱即可。

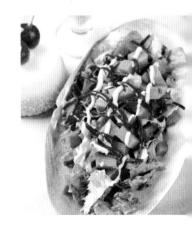

红薯

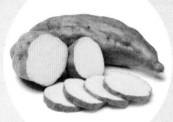

每日食用量 50克

降压元素 黏蛋白

红薯中含有的黏蛋白是由蛋白质和多糖组成的混合物，具有特殊功能，它可保护黏膜，促进胆固醇的排泄，能帮助高血压患者有效降低血压。

降脂元素 膳食纤维

红薯中的膳食纤维能将肠道内过多的脂肪、糖、毒素等排出体外，具有降脂的功效，其中的黏液蛋白能促进低密度胆固醇的排泄。

营养功效

红薯含有丰富的膳食纤维，能促进肠胃蠕动，预防便秘。红薯可以润泽肌肤，减少压力、延缓衰老，增强抵抗力，同时能阻止糖类转变成脂肪，增进饱腹感，能减少热量摄取，是减肥佳品。

无花果红薯黑米粥

原料：红薯300克，水发大米100克，水发黑米70克，无花果35克

做法：

1.将洗净去皮的红薯切成小丁块，备用。

2.砂锅中注入适量清水烧热，放入洗净的无花果，搅拌匀，倒入洗净的大米、黑米，搅拌匀，至米粒散开。

3.盖上盖，煮沸后用小火煮约30分钟，至米粒变软。

4.揭盖，倒入红薯丁，搅拌匀，再盖好盖，用小火续煮约10分钟，至食材熟透即成。

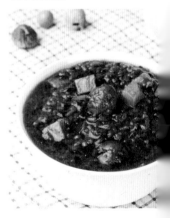

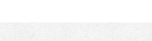

白萝卜

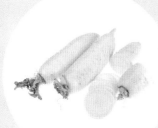

每日食用量 100克

降压元素 锌、维生素C

　　白萝卜中含有的锌可抑制有毒有害元素镉升高血压，还可以通过调节免疫功能来调节血压。其所含的维生素C具有保护血管内皮细胞免遭体内有害物质损害的作用。

降脂元素 维生素、多种矿物质、芥子油、膳食纤维

　　白萝卜含有的维生素以及多种矿物质，可促进血红素增加，提高血液浓度，对防止动脉粥样硬化等高血脂并发症较为有益。白萝卜中还含有芥子油和膳食纤维，可促进胃肠蠕动，十分有利于减肥。

营养功效

　　白萝卜中含有木质素、胆碱、氧化酶素、苷酶、淀粉酶等有益成分，具有防癌、抗癌功能。白萝卜中还含有芥子油和膳食纤维，可促进胃肠蠕动，十分有利于减肥。

白萝卜牡蛎汤

原料：白萝卜丝30克，牡蛎肉40克，姜丝、葱花各少许
调料：盐、芝麻油、植物油各适量
做法：

1.锅中注水烧开，倒入白萝卜丝、姜丝，放入牡蛎肉，搅拌均匀。

2.淋入少许植物油，搅拌均匀，焖煮5分钟至食材熟透。

3.加入芝麻油、盐，搅拌片刻，使食材入味。

4.盛出装碗，撒上葱花即可。

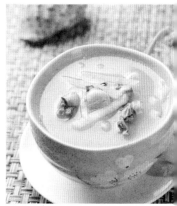

胡萝卜

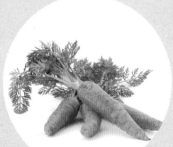

每日食用量 100克

降压元素 琥珀酸钾、山奈酚、槲皮素

　　胡萝卜含有琥珀酸钾、山奈酚、槲皮素，能增加冠状动脉血流量、降血压、促进肾上腺素合成，对防治高血压症有良好的效果。

降脂元素 山奈酚、维生素E

　　胡萝卜中含有的山奈酚能增加冠状动脉血流量，降低血脂，促进肾上腺素合成。其还含有丰富的维生素E，有降血脂的功效。经常食用胡萝卜可防治高血脂等病症。

营养功效

　　胡萝卜中所含的挥发油，使之有一种芳香气味，这种气味能促进消化，并有杀菌作用。中医认为胡萝卜能健脾、化滞，可辅助治疗消化不良、久痢、咳嗽、眼疾，还可降血糖。

胡萝卜汁

原料：胡萝卜85克

做法：

1.洗净的胡萝卜切小块。

2.取备好的榨汁机，倒入胡萝卜块，注入适量纯净水，盖好盖子。

3.选择"榨汁"功能，榨出胡萝卜汁。

4.断电后倒出胡萝汁，装入杯中即可。

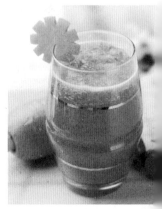

番茄

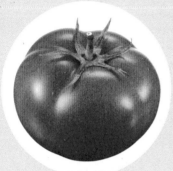

每日食用量 150克

降压元素 番茄红素、钾、芦丁

番茄含有的番茄红素具有利尿和保护心脏的作用，所含的芦丁是预防高血压的重要维生素，是高血压患者的食疗佳品。同时，番茄属于高钾低钠食物，有利于防治高血压疾病。

降脂元素 番茄红素

番茄含有的番茄红素具有抗氧化作用，可防止高密度脂蛋白氧化，能防癌、清除自由基、降低血清胆固醇水平，对高血脂、动脉粥样硬化等患者有很好的食疗作用。

营养功效

番茄含有丰富的钙、磷、铁、胡萝卜素及B族维生素和维生素C，能生津止渴、健胃消食，对肾炎病人和动脉硬化患者都有较好的食疗作用。

番茄炒山药

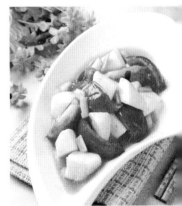

原料：番茄150克，去皮山药200克，大葱10克，大蒜、葱段各5克

调料：盐2克，水淀粉、食用油各适量

做法：

1.番茄切成小瓣；山药切块；大蒜切片；大葱切段。

2.锅中注入适量清水烧开，加入1克盐、食用油，倒入山药，焯片刻至断生后捞出，装盘备用。

3.用油起锅，倒入大蒜、大葱、番茄、山药，加入盐，倒入水淀粉，炒匀，加入葱段，翻炒约2分钟即可。

茄子

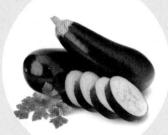

每日食用量 100克

降压元素 胆碱、钾、葫芦巴碱

　　茄子中含有胆碱与葫芦巴碱，这两种物质能降低体内胆固醇。茄子还含有丰富的钾，钾能排出体内多余的钠，维持细胞内的渗透压，预防血管破裂，对防治高血压有很好的疗效。

降脂元素 维生素P

　　茄子中的维生素P具有显著降低血脂的功效，含有的皂苷能有效降低血液中的胆固醇。

营养功效

　　茄子富含维生素E和维生素P，维生素E能抗衰老，也可提高毛细血管抵抗力，防止出血。茄子还含有大量的钾，可调节血压及心脏功能，预防心脏病和中风。

清味茄子

原料：茄子160克，葱条适量

调料：盐、鸡粉、生抽、陈醋、芝麻油各适量

做法：

1.取一个小碗，加入少许盐、鸡粉，淋入适量生抽、陈醋、芝麻油，快速拌匀，调成味汁。

2.将茄子切段，蒸20分钟至熟，冷却后撕成长条码好。

3.将调好的味汁倒在茄子上，并将葱条切丝，缀上即可。

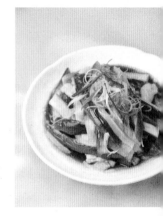

土豆

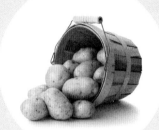

每日食用量 120克

降压元素 钾

土豆中的钾能够帮助人体排出多余的钠，从而预防血压升高。常吃土豆有助于降压护心。土豆连皮煮熟或烤制最佳，这些方法不增加脂肪或热量，也不会破坏土豆中有益健康的营养物质。

降脂元素 粗纤维、维生素C

土豆所含的粗纤维有促进胃肠蠕动和加速胆固醇在肠道内代谢的功效，具有通便和降低胆固醇的作用，可以治疗习惯性便秘和预防血液中胆固醇增高。土豆含维生素C丰富，可促进胆固醇的分解，有效降低胆固醇和甘油三酯的水平。

营养功效

土豆所含有的营养素特别齐全，且易于被人体吸收。土豆含有丰富的淀粉，它在体内被缓慢吸收，不会导致血糖过高，可用于糖尿病患者的食疗食物。

芝麻土豆丝

原料：土豆180克，香菜20克，熟芝麻15克，蒜末少许

调料：盐、陈醋、植物油各适量

做法：

1.将洗好的香菜切成末，土豆切丝。

2.锅中注入适量清水烧开，加少许盐、植物油；倒入土豆丝，拌匀，煮至其断生；捞出后沥干水分，待用。

3.用油起锅，爆香蒜末；倒入焯过水的土豆丝，翻炒匀，淋入适量陈醋，加入少许盐，炒匀调味。

4.撒上香菜末，快速翻炒一会儿，关火后盛出。

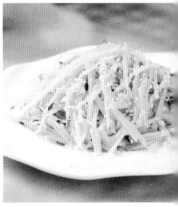

玉米

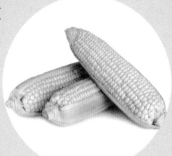

每日食用量 100克

降压元素 维生素E、亚油酸、油酸

玉米中的维生素E可以与亚油酸发生协同作用，从而降低血液中胆固醇的浓度，防止其在血管壁上沉积，能有效预防高血压。同时，玉米中的油酸具有降低血清中胆固醇、软化血管的作用。

降脂元素 膳食纤维、钙、镁、硒、卵磷脂、亚油酸、维生素E

玉米富含膳食纤维，能促进肠胃蠕动，加速有毒物质的排出，帮助高脂血症患者有效减肥，对高脂血症的治疗及其并发症有较好的食疗作用。

营养功效

玉米有开胃益智、宁心活血、调整中气等功效，还能降低血脂，对高血脂、动脉硬化、心脏病的患者有助益，并可延缓人体衰老、预防脑功能退化、增强记忆力。此外，玉米富含植物纤维素，常食可促进肠胃蠕动，加速有毒物质排出体外。

玉米拌豆腐

原料：玉米粒150克，豆腐200克

做法：

1.洗净的豆腐切丁。

2.蒸锅注水烧开，放入装有玉米粒和豆腐丁的盘子，加盖，用大火蒸30分钟至熟透。

3.揭盖，关火后取出蒸好的食材，备一盘，放入蒸熟的玉米粒、豆腐即可。

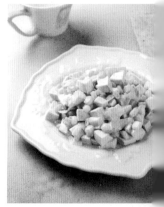

竹笋

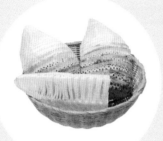

每日食用量 40克

降压元素 烟酸、植物蛋白

竹笋含有烟酸，能促进血液循环，降低体内的胆固醇和甘油三酯。竹笋含有的植物蛋白能保护心血管健康，具有预防高血压的功效。

降脂元素 膳食纤维

竹笋具有低糖、低脂的特点，富含膳食纤维，可排出体内多余脂肪，消痰化瘀，防治高血压、高血脂、高血糖等症。

营养功效

竹笋是低脂肪、高膳食纤维的食物，膳食纤维能与肠腔中胆固醇代谢物合成不被人体吸收的复合废弃物排出体外，降低胆固醇，从而达到降低血脂的目的。竹笋中植物蛋白、维生素及微量元素的含量均很高，有助于增强机体的免疫功能，提高防病抗病能力。

西芹虾仁炒嫩笋

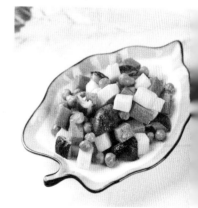

原料：水发香菇65克，竹笋85克，胡萝卜70克，彩椒15克，豌豆50克

调料：盐、鸡粉各2克，食用油适量

做法：

1.将洗好的香菇、彩椒切成小块；竹笋、胡萝卜切成丁。

2.锅中注入适量清水烧开，放入竹笋、香菇、豌豆、胡萝卜、彩椒，加入少许食用油，焯好后捞出，沥干水分。

3.用油起锅，倒入焯过水的食材，加入盐、鸡精，炒匀调味。

4.关火后盛出炒好的食材即可。

莴笋

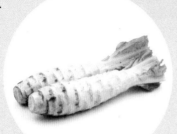

每日食用量 80克

降压元素 钾

莴笋是一种高钾低钠的食物，钾的含量是钠的27倍，能维持水、电解质的平衡，对高血压患者有很好的帮助。

降脂元素 膳食纤维

莴笋中的膳食纤维可将肠道中的胆固醇、脂肪及不宜被人体吸收的物质排出体外，从而降低胆固醇含量，保护心血管。

营养功效

莴笋性微寒，味甘、苦，归脾、胃、肺经。莴笋含有碳水化合物、钙、磷、铁、维生素C、膳食纤维等营养素，有利五脏、通经脉、坚筋骨、白牙齿、明耳目、利小便的功效，对儿童长牙换牙及骨骼发育均有促进作用。莴笋嫩茎中的白色汁液还有催眠作用。

莴笋炒茭白

原料：莴笋200克，茭白100克，蟹味菇100克，彩椒50克

调料：盐、蚝油、水淀粉、植物油各适量

做法：

1.将莴笋、茭白切成片，彩椒切块。

2.锅中注入适水烧开，加入盐，倒入茭白，淋入食用油，放入彩椒块、莴笋片、蟹味菇，煮至断生后捞出。

3.用油起锅，倒入焯过水的食材，快速炒匀，加入少许盐，放入适量蚝油，用中火炒匀，倒入适量水淀粉；翻炒一会儿，至食材熟透即成。

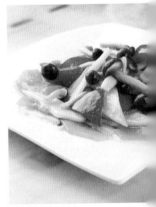

荸荠

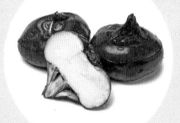

每日食用量 100克

降压元素 荸荠英

荸荠中含有荸荠英，这种物质对金黄色葡萄球菌、大肠杆菌及绿脓杆菌均有一定的抑制作用，对降低血压也有一定效果。

降脂元素 磷、粗纤维、维生素C

荸荠含有丰富的磷元素，可以促进体内脂肪的代谢，其所含的粗纤维、维生素C能够促使胆固醇和脂肪排出体外，因而荸荠具有降低胆固醇和降脂减肥的功效。

营养功效

荸荠味甘性寒，具有清热解毒、利尿等功效。荸荠中所含的磷是根茎类蔬菜中较高的，能促进人体生长发育和维持正常生理功能的需要，对牙齿和骨骼的发育有很大好处，同时可促进体内的碳水化合物、脂肪、蛋白质三大物质的代谢，调节酸碱平衡。

茄汁荸荠烧口蘑

原料：口蘑100克，荸荠100克，番茄95克，蒜末、葱段各少许

调料：番茄汁10克，盐、鸡粉、食用油各适量

做法：

1.洗净的荸荠、口蘑切片，番茄切块。

2.将口蘑、荸荠焯水断生后捞出。

3.用油起锅，放入蒜末、葱段爆香，倒入番茄、口蘑、荸荠，翻炒均匀。

4.加入盐、鸡粉、番茄汁，翻炒均匀，盛入盘中即可。

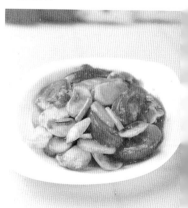

香菇

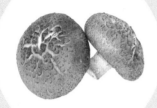

每日食用量 120克（鲜品）

降压元素 维生素C、香菇嘌呤

香菇中含有的维生素C具有降低胆固醇、稳定血压的作用，其含有的香菇嘌呤能抑制肝脏中胆固醇的合成，减少血液中的胆固醇，改善动脉粥样硬化。

降脂元素 腺嘌呤、香菇素、核酸类物质

香菇含有的腺嘌呤可降低胆固醇，预防心血管疾病和肝硬化。其含有的香菇素和核酸类物质能抑制体内胆固醇升高，起到降血脂的作用，还可以预防动脉粥样硬化等高血脂并发症。

营养功效

香菇是一种高蛋白、低脂肪的健康食品，可明显提高机体免疫力，能补肝肾、健脾胃、益智安神、美容养颜。香菇含有的干扰素诱生剂，能抑制病毒的繁殖，还含有阻止癌细胞生长、抑制已突变的异常细胞的物质。

香菇蒸鸡

原料：鸡肉150克，泡发好的香菇100克，姜丝、蒜片各少许

调料：盐、生抽、蚝油各适量

做法：

1.泡发好的香菇去蒂洗净，挤干水后切块备用。

2.鸡肉洗净，剁成小块，放入姜丝、蒜片、盐、生抽、蚝油拌匀，腌渍20分钟。

3.将香菇块倒入鸡肉块中，拌匀，放入蒸锅蒸25分钟至鸡肉熟烂即可。

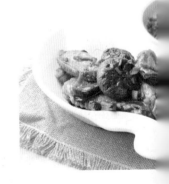

草菇

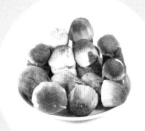

每日食用量 60克

降压元素 钾、膳食纤维、鸟嘌呤核苷

草菇含有的钾、膳食纤维、鸟嘌呤核苷能够降低胆固醇，预防及改善动脉硬化，具有降低血压的作用。

降脂元素 维生素C及磷、钾等矿物质

草菇含有的维生素C和磷、钾等矿物质可促进胆固醇的分解，预防高脂血症、动脉硬化等疾病。

营养功效

草菇能消食去热，滋阴壮阳，防治坏血病，促进创伤愈合，护肝健胃，是优良的食药兼用型的营养保健食品。

草菇扒芥菜

原料：芥菜300克，草菇200克，胡萝卜片30克，蒜片少许

调料：盐2克，鸡粉1克，生抽5毫升，水淀粉、食用油各适量

做法：

1.草菇切十字花刀，芥菜切去菜叶，将菜梗部分切块。

2.沸水锅中分别倒入草菇、芥菜，焯至断生后捞出。

3.用油起锅，倒入蒜片、胡萝卜片，加入生抽、清水，倒入草菇，加入余下的盐、鸡粉，炒匀。

4.中火焖5分钟，用水淀粉勾芡，收汁后放在芥菜上即可。

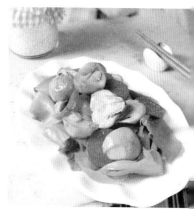

口蘑

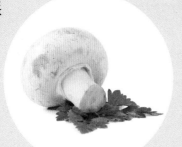

每日食用量 150克

降压元素 硒、锌

口蘑营养相当丰富，含硒、锌等多种矿物质，能防止血液黏稠度增加和血压升高，保护血管，维持血压正常。

降脂元素 膳食纤维、抗病毒成分

口蘑中丰富的膳食纤维可促进排毒、防止便秘，降低体内胆固醇和脂肪含量；所含的抗病毒成分还可增强高血压、高脂血症患者的抵抗力。

营养功效

口蘑口感细腻软滑，味道鲜美，富含微量元素硒，硒为微量元素中的"抗癌之王"，能抗病毒、防止过氧化物损害机体，调节甲状腺的功能，提高免疫力。口蘑还是一种较好的减肥美容食品，所含的大量植物纤维具有防止便秘、促进排毒、预防糖尿病及大肠癌、降低胆固醇含量的作用。

红薯烧口蘑

原料：红薯160克，口蘑60克

调料：盐、鸡粉各2克，料酒5毫升，水淀粉、食用油各适量

做法：

1.去皮洗净的红薯切成块；洗好的口蘑切小块。

2.锅中注入适量清水烧开，倒入口蘑，淋入料酒，拌匀，略煮一会儿，捞出口蘑，沥干水分，待用。

3.用油起锅，倒入红薯、口蘑，注入适量清水，拌匀。

4.加入盐、鸡粉、水淀粉，炒匀即成。

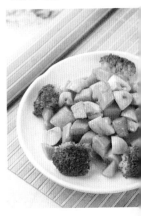

平菇

每日食用量 100克

降压元素 钾、膳食纤维

平菇中含有的钾可抑制血液中的钠离子偏高，可保护血管，防止因钠离子过多而引起的高血压。平菇中的膳食纤维可促进肠胃蠕动，预防因便秘引起的高血压。

降脂元素 牛磺酸

平菇中的牛磺酸是胆汁酸的成分，能溶解胆固醇，消化、吸收脂类物质。此外，平菇还能治疗植物神经紊乱，对妇女更年期综合征有辅助治疗效果。

营养功效

平菇含有多种养分及菌糖、甘露醇、激素等，可以改善人体新陈代谢、增强体质、调节自主神经功能等，故可作为体弱病人的营养品，对肝炎、慢性胃炎、胃及十二指肠溃疡、软骨病、高血压等都有疗效。

平菇豆腐汤

原料：平菇200克，嫩豆腐250克，白菜心100克，葱花少量

调料：盐、芝麻油、清汤各适量

做法：

1.将平菇洗净撕成片，豆腐洗净切成片，白菜心洗净切段。

2.将平菇、豆腐、白菜心一同放入砂锅中，注入适量清汤，煮沸10分钟。

3.放盐调味，淋入芝麻油，撒入葱花即可。

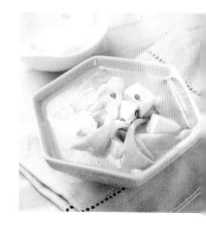

金针菇

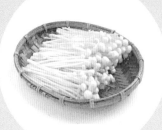

每日食用量 60克

降压元素 膳食纤维、钾

  金针菇含有的膳食纤维和钾元素，可吸附体内胆酸，降低胆固醇，防治心脑血管疾病，帮助高血压患者降低血压。

降脂元素 膳食纤维

  金针菇的脂肪含量较低，富含的膳食纤维不仅可将胆固醇排出体外，还可调节体内脂肪水平。

营养功效

  金针菇富含赖氨酸和锌，有利于儿童智力的发育，所以也有人将金针菇叫"增智菇"。金针菇还能有效增强机体的生物活性，促进新陈代谢，加速营养素的吸收和利用，能有效预防和治疗肝部疾病和胃肠道溃疡，同时还有抵抗疲劳、抗菌消炎、消除重金属盐中毒等功效。

菠菜拌金针菇

原料：菠菜200克，金针菇180克，彩椒50克，蒜末少许

调料：盐3克，鸡粉少许，陈醋8毫升，芝麻油、食用油各适量

做法：

1.金针菇切去根部，菠菜切成段，彩椒切粗丝。

2.水烧开后加食用油、盐、菠菜，煮约1分钟，捞出。

3.再将金针菇、彩椒丝放入锅中，煮约半分钟，捞出。

4.取一碗，倒入菠菜、金针菇、彩椒丝，撒上蒜末，加盐、鸡粉、陈醋、芝麻油，搅拌入味，装盘即可。

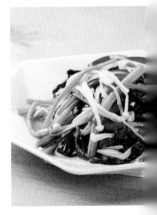

滑子菇

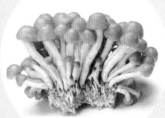

每日食用量 100克

降压元素 钾

滑子菇中含有大量的钾，而且其又是碱性食品，可以中和因吃肉而产生的酸，从而预防血液酸性过高、血压升高、动脉硬化等症。

降脂元素 维生素C

滑子菇含有的维生素C有抗动脉硬化、降低胆固醇的作用，对高脂血症有改善功效。

营养功效

滑子菇中的粗蛋白、脂肪、糖类及维生素B_2、维生素C的含量较高，所含的维生素D是其他蔬菜中所缺少的，可辅助治疗头晕、感冒、麻疹、黏膜溃疡、皮肤炎症、婴幼儿佝偻病等。滑子菇还具有解毒等功效，所含的双链核糖核酸可防治由病毒引起的疾病，还有抗癌治癌作用。此外，其菌盖上的黏液是一种核酸类物质，有恢复体力和脑力的功效。

滑子菇炒西蓝花

原料：西蓝花100克，滑子菇40克，水发木耳、红椒片各少许

调料：盐、鸡精、水淀粉、食用油各适量

做法：

1.洗净的滑子菇切段，洗好的木耳、西蓝花切小朵。

2.锅中注入适量清水，加入盐、食用油，倒入西蓝花、滑子菇、木耳，焯煮至熟，捞出沥干水。

3.热锅注油，倒入西蓝花、滑子菇、木耳、红椒片，拌炒至熟加入盐、鸡精，倒入少许水淀粉勾芡即可。

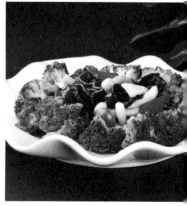

鸡腿菇

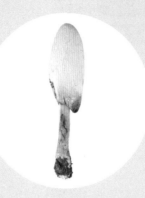

每日食用量 80克

降压元素 胰蛋白酶、麦芽糖酶、酪氨酸酶

鸡腿菇中含有胰蛋白酶、麦芽糖酶，具有促进消化的作用，可防止因便秘引起的高血压。鸡腿菇还含有酪氨酸酶，具有很好地降低血压的作用。

降脂元素 不饱和脂肪酸、膳食纤维

鸡腿菇是高蛋白、低脂肪食物，所含的不饱和脂肪酸可防止胆固醇在血管壁上沉积，促进胆固醇和脂肪代谢，从而降低血脂含量。其所含的膳食纤维也可促进胆固醇的排泄。

营养功效

鸡腿菇有调节体内糖代谢、降低血糖的作用，并能调节血脂，对糖尿病患者和高血脂患者有保健作用。中医学还认为鸡腿菇有益胃安神、增进食欲、消食等功效。

鸡腿菇爆海参

原料：海参1只，鸡腿菇200克，胡萝卜50克，姜末、蒜末各少许

调料：植物油、盐、生抽各适量

做法：

1.海参泡发好后切条，鸡腿菇洗净切片，胡萝卜切块。

2.锅中放油烧热，爆香姜末、蒜末，下入鸡腿菇、胡萝卜翻炒一会儿，加入海参炒匀。

3.注少许水，焖至水干，加盐、生抽调味即可。

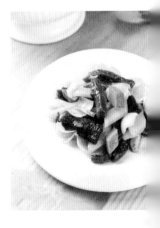

茶树菇

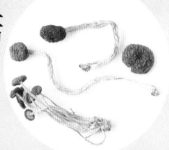

每日食用量 60克

降压元素 高蛋白、钾、铁

茶树菇中含有较高的蛋白质和较为丰富的钾、铁等矿物质，有较好的净化血液的功效，高血压患者经常食用茶树菇，对病情有较好的改善作用。

降脂元素 膳食纤维

茶树菇所含的蛋白质、膳食纤维与同类食物相比高于平均值，丰富的膳食纤维可以促进胆固醇的排泄，降低血液中的胆固醇含量。

营养功效

经常食用茶树菇可以增强人体防病能力。中医认为其有滋阴壮阳、美容保健之功效，对肾虚、尿频、水肿、风湿有独特疗效，对抗癌、防衰及小儿低热、尿床有较理想的辅助治疗作用。

茶树菇蒸牛肉

原料：水发茶树菇250克，牛肉330克，姜末、蒜末各少许

调料：蚝油8克，盐、胡椒粉各2克，料酒、水淀粉各4毫升，生抽5毫升，食用油适量

做法：

1.泡发好的茶树菇切去根部，氽煮去杂质。

2.洗净的牛肉切成片，用料酒、姜末、胡椒粉、蚝油、生抽、水淀粉、盐，拌匀腌渍10分钟。

3.取一个蒸碗，摆放上茶树菇，倒入腌渍好的牛肉。将备好的蒜末撒在牛肉上，放入蒸锅，大火蒸25分钟至熟透。

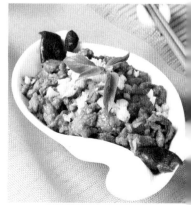

海带

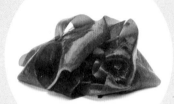

每日食用量 80克（水发）

降压元素 钙、镁、碘、甘露醇

　　海带富含多种矿物质，如钙、镁、碘等，可降低人体对胆固醇的吸收，平衡体内的钠，扩张血管，稳定血压。而所含的甘露醇则有降压功效。

降脂元素 不饱和脂肪酸、植物纤维、褐藻酸、昆布素

　　不饱和脂肪酸和植物纤维能清除附着在血管壁上的胆固醇，调理肠胃，褐藻酸还能促进胆固醇的排泄，昆布素等多糖类有清除血脂的作用。

营养功效

　　海带不但含有多种维生素、纤维素和矿物质，还是预防甲状腺病的良药。常吃海带可增加植物纤维的摄入，促进消化，减少胃、肠癌发生，还可降低人体血液中的胆固醇，具有防止肥胖和动脉硬化及高血压等作用。其所含的甘露醇具有降低血压、利尿、消肿的作用。

芹菜拌海带丝

原料：水发海带100克，芹菜梗85克，胡萝卜35克

调料：盐3克，芝麻油5毫升，凉拌醋10毫升，食用油少许

做法：

1.洗好的海带、胡萝卜切成丝；芹菜梗切成小段。

2.锅中注水烧开，加入1克盐、食用油，倒入海带丝、胡萝卜丝、芹菜梗，搅拌匀，焯2分钟后捞出，沥干水分。

3.把焯过的食材装入碗中，加入2克盐，倒入凉拌醋，淋入芝麻油。

4.快速搅拌均匀，装入盘中即可。

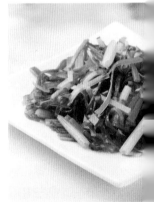

紫菜

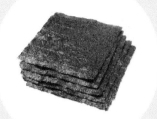

每日食用量 10克（干品）

降压元素 胆碱、钙、镁

紫菜含钙、镁丰富，可软化血管，保护血管壁，稳定血压。紫菜富含的胆碱能降低血清胆固醇，促进脂肪代谢，从而降低血液黏稠度，预防高血压。

降脂元素 维生素A、B族维生素、牛磺酸

紫菜含有的营养元素可清除血管壁上聚集的胆固醇，降低血清胆固醇的含量，还能抑制人体对胆固醇的吸收，有助于人体对脂类物质的排泄，对软化血管、防止动脉粥样硬化有一定的疗效。

营养功效

紫菜含有的营养元素可清除血管壁上聚集的胆固醇，抑制人体对胆固醇的吸收，对软化血管、防止动脉硬化有一定的疗效。

紫菜豆腐羹

原料：豆腐、鸡蛋、水发紫菜、葱花各适量

调料：盐、芝麻油、水淀粉、食用油各适量

做法：

1.豆腐切成小方块；鸡蛋打入碗中，打散调匀，制成蛋液，备用；锅中注入适量烧开，倒入芝麻油；放入豆腐块，拌匀；加入盐；放入洗净的紫菜，拌匀。

2.用大火煮约1分30秒，至食材熟透；倒入水淀粉勾芡；倒入蛋液，边倒边搅拌，至蛋花成形；淋入少许芝麻油；搅拌匀，至食材入味；撒上葱花即可。

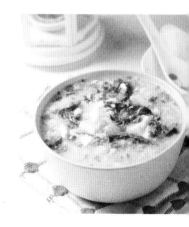

豌豆

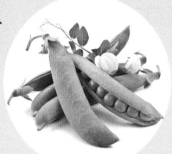

每日食用量 50克

降压元素 膳食纤维、钾、铬

　　豌豆中含有膳食纤维、钾、铬。其中膳食纤维能促进肠胃蠕动，防止由便秘引发的血压升高；钾能帮助人体排出多余的钠，从而降低血压；铬能促进脂肪和糖类的代谢，有效预防高血压和动脉粥样硬化。

降脂元素 膳食纤维、胡萝卜素、维生素C

　　豌豆含有的膳食纤维有助于食物消化和脂肪的排出，还可降低血液中胆固醇的含量；丰富的胡萝卜素可提高高血压、高脂血症患者机体的免疫力；维生素C可促进胆固醇的分解。

营养功效

　　豌豆中富含的胡萝卜素可防止人体致癌物质的合成，从而减少癌细胞的形成，降低癌症的发病率。

松仁豌豆炒玉米

原料：玉米粒、豌豆、胡萝卜、松仁、姜片、蒜末、葱段各适量

调料：盐、水淀粉、植物油各适量

做法：

1.胡萝卜切成丁，备用；锅中注水烧开，加盐、食用油，倒入胡萝卜丁、玉米粒、豌豆，煮断生，捞出。

2.热锅注油，烧热，放入松仁炸1分钟，捞出；油爆姜片、蒜末、葱段，倒入玉米粒、豌豆、胡萝卜，炒匀；加盐调味；淋入水淀粉勾芡，盛出，撒上松仁即可。

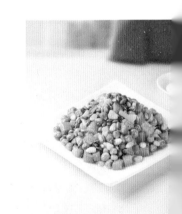

蚕豆

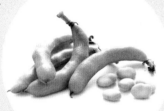

每日食用量 50克

降压元素 蛋白质、钾

蚕豆的蛋白质含量丰富，可控制血压；其所含的钾可帮助排出体内的钠，稳定血压。

降脂元素 粗纤维、胆碱、磷脂

蚕豆含有的粗纤维可促进肠胃蠕动，加速胆固醇和脂肪排出体外；其所含的胆碱、磷脂可调节体内胆固醇含量，有效降低胆固醇，防止血脂发生异常。

营养功效

蚕豆内含有植物凝集素，有消肿、防癌抗癌的作用；还含有丰富的钙、磷、钾等，能促进骨骼的发育；其含有的粗纤维和其他有效营养成分对防止人体肥胖、调节血压有明显的疗效。

蚕豆瘦肉汤

原料：水发蚕豆、猪瘦肉、姜片、葱花各适量

调料：盐适量

做法：

1.将洗净的瘦肉切丁。锅中注水烧开，倒入瘦肉丁，用大火煮约1分钟，焯去血水，再捞出瘦肉，沥干水分。

2.砂锅中注水烧开，倒入瘦肉丁，撒上姜片，倒入洗净的蚕豆，煮约40分钟，至食材熟透。

3.加入少许盐，拌匀，用中火煮至入味，盛出煮好的汤料，装入碗中，撒上葱花即可。

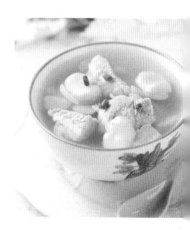

山药

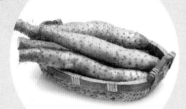

每日食用量 80克

降压元素 黏液蛋白、维生素、微量元素

山药中含有的维生素和微量元素可以保护血管结构和功能，从而预防高血压；其所含的黏液蛋白可促进胆固醇的排泄，保持血管壁的弹性，降低血压。

降脂元素 皂苷、胆碱、黏液蛋白、维生素、微量元素

山药中含有的皂苷、胆碱能够降低血液中的胆固醇和脂肪含量；黏液蛋白、维生素和微量元素可有效阻止血脂在血管壁上沉淀，能够防治高脂血症、动脉硬化等疾病。

营养功效

山药是虚弱、疲劳或病愈者恢复体力的最佳食品，不但可以抗癌，对于癌症患者治疗后的调理也极具疗效，经常食用可以提高免疫力、预防高血压、降低胆固醇、利尿、润滑关节。

山药胡萝卜炖鸡块

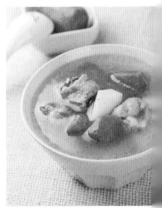

原料：鸡肉块350克，胡萝卜120克，山药100克，姜片少许

调料：盐2克，鸡粉2克，胡椒粉、料酒各少许

做法：

1.将胡萝卜、山药切成滚刀块。锅中注水烧开，倒入鸡肉块，淋少许料酒，汆去血水，撇去浮沫，捞出鸡肉。

2.砂锅中注水烧开，倒入鸡块、姜片、胡萝卜、山药，淋入少许料酒，拌匀。

3.小火煮约45分钟至食材熟透，加盐、鸡粉、胡椒粉，拌匀调味，关火后盛出锅中的菜肴即可。

莲藕

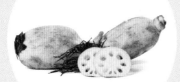

每日食用量 150克

降压元素 黏液蛋白、膳食纤维

莲藕中的黏液蛋白和膳食纤维可与体内胆固醇、甘油三酯结合，促使其排出体外，从而降低血压。

降脂元素 维生素C、膳食纤维

莲藕中的维生素C可保护血管，膳食纤维不仅能降低胆固醇的含量，还可将肠道内的多余脂肪排出体外，从而抑制血脂升高。

营养功效

莲藕除含有丰富的蛋白质、蔗糖、葡萄糖、天冬碱、葫芦巴碱外，还含有丰富的钙、磷及多种维生素，含铁量也较高，是缺铁性贫血病人和营养不良者适宜的食物。

清蒸莲藕丸子

原料：莲藕300克，猪肉泥100克，糯米粉80克

调料：鸡粉2克，盐少许，食用油适量

做法：

1.洗净去皮的莲藕切丁，将藕丁拍碎，再切成末。

2.将莲藕末装入碗中，放入备好的猪肉泥，加入鸡粉、盐，拌匀，放入糯米粉，搅拌成泥。

3.取一个干净的盘子，淋上适量食用油，用手抹匀。

4.用手将肉泥挤成丸子，装入盘中，放入烧开的蒸锅，盖上盖，蒸10分钟至丸子熟透即成。

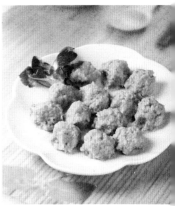

竹荪

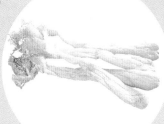

每日食用量 10克（干品）

降压元素 镁、钾、铁、钙

竹荪含有镁、钾、铁、钙等多种矿物质，可排除体内多余的钠，可促进代谢、调节血压、保护血管。

降脂元素 多糖

竹荪中的多糖成分可调节机体功能，减少腹壁脂肪，降低血脂水平。

营养功效

竹荪含有蛋白质、脂肪、碳水化合物、粗纤维、菌糖、灰分等营养成分，具有滋补强壮、益气补脑、宁神健体等功效。

浓汤竹荪扒金针菇

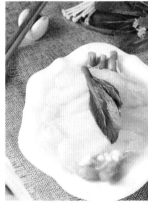

原料：水发竹荪20克，金针菇230克，菜心180克，浓汤200毫升

调料：盐2克，水淀粉4毫升，食用油适量

做法：

1.洗净的金针菇、菜心切去根部。

2.将菜心、竹荪、金针菇焯水后摆盘待用。

3.热锅中倒入浓汤，搅匀煮热，加入盐，搅匀调味。

4.倒入水淀粉、食用油，搅匀勾芡，将煮好的芡汁浇在竹荪上即可。

茭白

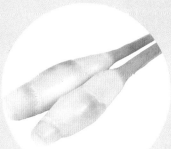

每日食用量 50克

降压元素 钾、多种维生素

茭白含有钾，不仅可促进体内多余的钠排出，也可防止因长期服用降压药所引起的低钾血症。另外，其所含的多种维生素也可以软化血管，促进血液循环，稳定血压。

降脂元素 膳食纤维

茭白中的膳食纤维可促进机体清除体内多余的胆固醇和脂肪，帮助控制血脂水平。

营养功效

茭白含有较多的碳水化合物、蛋白质、脂肪等，茭白中的有机氮素以氨基酸状态存在，容易为人体所吸收。中医认为，茭白味甘性凉，有祛热生津、止渴利尿、通便降压、催乳等功效，夏季食用尤为适宜。

手捏菜炒茭白

原料；小白菜120克，茭白85克，彩椒少许

调料：盐3克，鸡粉2克，料酒4毫升，水淀粉、食用油各适量

做法：

1.洗净的小白菜撒上部分盐，捏去水分，切段。

2.洗净的茭白、彩椒切粗丝。

3.用油起锅，倒入茭白、彩椒、小白菜，加入余下的盐、料酒，翻炒至食材变软。

4.加入鸡粉、水淀粉炒匀，关火后盛出炒好的菜肴即可。

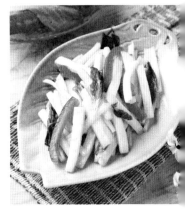

魔芋

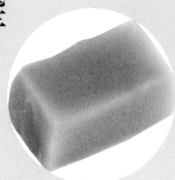

每日食用量 80克

降压元素 甘露聚糖

魔芋中的甘露聚糖富含多种氨基酸、微量元素和膳食纤维，可使胆固醇浓度正常化，从而降低血压。

降脂元素 膳食纤维

魔芋中含有较为丰富的膳食纤维，膳食纤维能减少肠道对脂肪的吸收，并能有效吸附胆固醇和胆汁酸，抑制肠道对胆固醇和胆汁酸的吸收，减少体内胆固醇的积累。

营养功效

魔芋所含的黏液蛋白能预防动脉粥样硬化和防治心脑血管疾病，能提高机体免疫力，还含有对癌细胞产生干扰作用的物质——甘露聚糖，以及丰富的膳食纤维，能防止便秘和治疗肠道病症。魔芋食后有饱腹感，是理想的减肥食品。

魔芋烧肉片

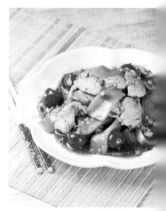

原料：魔芋350克，猪瘦肉200克，泡椒20克，姜片、蒜末、葱花各少许

调料：盐、鸡粉各3克，豆瓣酱10克，料酒4毫升，生抽5毫升，水淀粉、食用油各适量

做法：

1.魔芋切成片；猪瘦肉切薄片，用盐、鸡粉、水淀粉腌制10分钟。开水锅中加少许盐，放入魔芋片，焯煮约半分钟，沥干待用。

2.用油起锅，倒入肉片、姜片、蒜末、葱花、泡椒及所有调料，翻炒至食材入味即可。

黑木耳

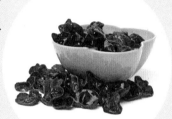

每日食用量 15克（干品）

降压元素 钾

黑木耳是优质的高钾食物，它一方面可以通过促进钠的排泄，抑制钠的升压效应，另一方面可以通过扩张血管来降低血压。

降脂元素 类核酸物质、膳食纤维

黑木耳中含有的类核酸物质可降低血液中胆固醇和甘油三酯的含量，抑制血小板凝聚，防治动脉粥样硬化。其含有的膳食纤维还能促进胃肠蠕动，减少人体对食物中脂肪的吸收，可以去脂减肥。

营养功效

黑木耳除含有大量蛋白质、糖类、钙、铁、钾、粗纤维、维生素、胡萝卜素等人体所必需的营养成分外，还含有卵磷脂、脑磷脂等。研究发现，常吃黑木耳可对冠心病、动脉血管硬化、心脑血管病颇为有益，并有一定的抗癌作用。

蟹味菇木耳蒸鸡腿

原料：蟹味菇150克，水发木耳90克，鸡腿250克，葱花少许

调料：生粉50克，盐2克，料酒、生抽各5毫升，食用油适量

做法：

1.泡好的木耳切碎，蟹味菇切去根部。

2.鸡腿剔骨切块，加盐、料酒、生粉、生抽、食用油拌匀，腌渍15分钟。

3.将木耳、蟹味菇、鸡腿肉装入蒸盘。

4.蒸锅上火烧开，放入食材蒸15分钟即可。

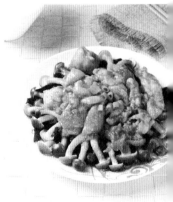

银耳

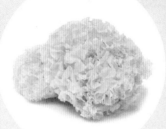

每日食用量 15克

降压元素 银耳多糖、胶质

银耳含有银耳多糖，可降低血液内的胆固醇、甘油三酯，防止动脉粥样硬化，增强血管正常功能，促进血液循环，从而降低血压。银耳还富含胶质，有保护高血压、高血脂患者肝脏的作用。

降脂元素 膳食纤维、镁

银耳是一种富含膳食纤维的减肥食品，能促进胃肠蠕动，加速脂肪的分解。银耳中的镁对清除血清中多余胆固醇能起到较好的作用。银耳具有抗血小板凝集和降低血凝的作用，可以防止血栓形成，可延缓中老年人动脉粥样硬化的发生。

营养功效

银耳能提高肝脏解毒能力，增强机体抗肿瘤的免疫能力，具有补脾开胃、益气清肠、安眠健胃、清热润燥的功效。它还能促进胃肠蠕动，加速脂肪的分解，并富含天然特性胶质，长期食用可润肤，并能祛除脸上的黄褐斑、雀斑。

雪梨银耳牛奶

原料：雪梨120克，水发银耳85克，牛奶100毫升

调料：冰糖适量

做法：

1.将去皮洗净的雪梨去除果核，再切小块。

2.砂锅中注入适量清水烧热，倒入雪梨块、银耳拌匀。

3.加盖，大火烧开后转小火煮约35分钟，至食材熟透，揭盖，倒入牛奶、冰糖，搅转中火煮至糖分溶化即可。

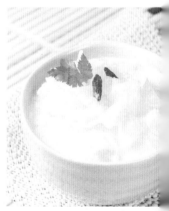

卷心菜

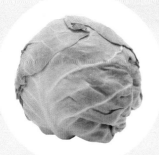

每日食用量 80克

降压元素 膳食纤维、维生素C

　　卷心菜中含有的膳食纤维能阻止多余的碳水化合物被人体吸收，具有明显的降脂效果。其还含有维生素C，可有效预防血栓等高血脂并发症。

降脂元素 钾、维生素C

　　卷心菜中含有丰富的钾，这些钾元素可将人体内的钠排泄出来，从而达到降压的效果。

营养功效

　　卷心菜含有叶酸，能提高人体免疫力，预防感冒。新鲜的卷心菜还能杀菌消炎及促进溃疡愈合，是胃溃疡患者的理想食物。多吃卷心菜还可以增进食欲、促进消化、预防便秘。

炝拌卷心菜

原料：卷心菜200克，蒜末、枸杞各少许

调料：盐2克，鸡粉2克，生抽8毫升

做法：

1.将洗净的卷心菜切去根部，再切成小块，撕成片。

2.锅中注入适量清水烧开，倒入卷心菜、枸杞，拌匀，捞出焯煮好的食材，沥干水分，待用。

3.取一个准备好的大碗，放入焯煮好的食材；放入少许蒜末，拌匀，加入适量盐、鸡粉、生抽，搅拌均匀。

4.取一个盘子，将拌好的菜肴放入盘中即可食用。

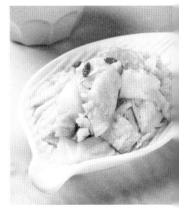

芥蓝

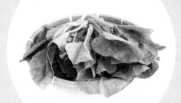

每日食用量 80克

降压元素 膳食纤维、维生素C、维生素E

芥蓝含有大量的膳食纤维，能软化血管，促进胆固醇和脂肪的排泄。所含的维生素C、维生素E也可改善脂肪和胆固醇的代谢，降低血脂水平。

降脂元素 镁、钾、钙、维生素C

芥蓝所含的维生素C有保护血管、稳定血压的作用；而镁和钙相互作用，维护血管不受血压波动的压迫；钾能排除体内多余的钠。芥蓝的这些营养功效都能很好地稳定血压，对高血压患者有益。

营养功效

芥蓝富含维生素，尤其是维生素C、维生素E，还含有钙、镁、磷、钾等元素，是甘蓝类蔬菜中营养比较丰富的一种。芥蓝含有大量膳食纤维，可增加胃肠消化功能。其带有一定的苦味，还能刺激人的味觉神经，增进食欲。

芥蓝腰果炒香菇

原料：芥蓝130克，鲜香菇55克，腰果50克，红椒25克，姜片、蒜末、葱段各少许

调料：盐3克，水淀粉、食用油各适量

做法：

1.芥蓝洗净切段；红椒洗净切圈；香菇洗净切丝。芥蓝和香菇水煮半分钟后沥干。

2.油炸腰果1分钟后捞出，然后爆香姜片、蒜末、葱段。

3.倒入芥蓝、香菇、盐，再放入红椒圈快速翻炒，倒入水淀粉勾芡，再放入腰果翻炒一会儿，即可装盘食用。

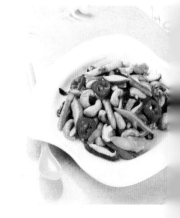

豌豆苗

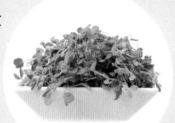

每日食用量 80克

降压元素 维生素C、胆碱、蛋氨酸

豌豆苗中含有维生素C、胆碱、蛋氨酸等，可帮助体内脂肪代谢、排出多余的钠，从而起到预防血压升高和动脉硬化的效果。

降脂元素 膳食纤维

豌豆苗中的膳食纤维可促进大肠蠕动，促进体内胆固醇和甘油三酯随大便排出体外，从而达到降血脂的目的。

营养功效

豌豆苗含有丰富的维生素A、维生素C及蛋白质、膳食纤维、β-胡萝卜素、钙、磷、铁、钾等营养物质，其中含铁量是辣椒的15倍，尤其是磷的含量高于其他蔬菜，可预防因胃酸分泌过多而导致的胃痛。豌豆苗具有抗菌消炎、增强新陈代谢、提高机体的抗病能力和康复能力等功效。

豆苗虾仁

原料：豌豆苗300克，虾仁150克，枸杞子5克，清汤适量

调料：芝麻油、盐各少许

做法：

1.豌豆苗洗净，枸杞子泡发备用。

2.虾仁去净泥肠洗净，入沸水中焯熟。

3.将清汤倒入锅中烧开，下入枸杞子、豌豆苗、虾仁，煮2分钟后加入芝麻油、盐调味即可。

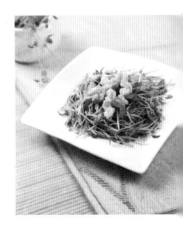

小米

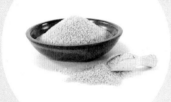

每日食用量 70克

降压元素 膳食纤维、烟酸、B族维生素、钙、铁、磷

小米中含有的膳食纤维、烟酸、B族维生素以及钙、铁、磷等矿物质，可起到抑制血管收缩、降低血压的功效，久病体虚的高血压患者特别适宜食用。

降脂元素 烟酸、膳食纤维

小米中的膳食纤维可促进胆固醇的排泄，烟酸能够降低血液中的胆固醇和脂肪，减少人体对胆固醇和脂肪的吸收，起到控制血脂的作用。

营养功效

小米具有益肾和胃、除热、健脾补虚、滋阴养血的作用，对脾胃虚寒、消渴、反胃呕吐、腹泻与产后、病后体虚或失眠者有益。小米含有容易被消化的淀粉，很容易被人体消化吸收。现代医学研究发现，小米含的色氨酸会促使五羟色胺促睡血清素分泌，可使人产生睡意，所以小米也是很好的安眠食品。

绿豆凉薯小米粥

原料：水发绿豆100克，水发小米100克，凉薯300克

调料：盐2克

做法：

1.洗净去皮的凉薯切厚块，再切条，改切成丁。

2.砂锅注入清水烧开，倒入绿豆、小米，搅拌匀。

3.盖上锅盖，烧开后用小火煮30分钟，至小米熟软。

4.揭盖，倒入凉薯搅拌，用小火再煮10分钟至食材熟透，加入盐，用勺搅拌均匀调味即成。

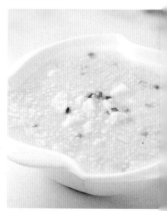

大米

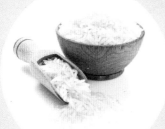

每日食用量 100克

降压元素 蛋白质、B族维生素

大米所含的蛋白质可使血管保持柔软，达到降血压的效果。大米还是人体摄入B族维生素的重要来源，B族维生素可促进脂肪代谢，保护血管，防治高血压。

降脂元素 膳食纤维、有机酸

大米中的膳食纤维可加速肠胃蠕动，促进胆固醇和脂肪排出体外；各种有机酸有助于预防心血管疾病，降低血压、血脂。

营养功效

大米的主要成分有淀粉、蛋白质、脂肪、膳食纤维、B族维生素、葡萄糖、乙酸、苹果酸、琥珀酸、甘醇酸、磷等，可刺激胃液分泌，有助于消化，且能帮助脂肪的吸收。

薏米莲子红豆粥

原料：水发大米100克，水发薏米90克，水发莲子70克，水发红豆70克

做法：

1.将已浸泡好的大米、薏米、莲子、红豆清洗干净，备用；砂锅中注入清水烧开。

2.倒入洗净的大米、薏米、莲子、红豆，搅拌均匀。

3.盖上盖，烧开后用小火煮30分钟，至食材软烂即可。

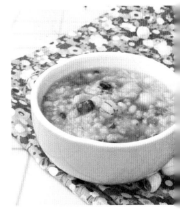

黄豆

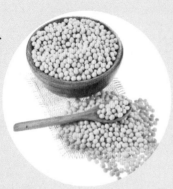

每日食用量 40克

降压元素 钾

　　黄豆中钾元素的含量比一些蔬菜、水果都要高，钾元素可以排出体内多余的钠，从而稳定血压。长期服用含有利尿成分降压药的高血压患者，常吃黄豆可以及时补充随尿液排出的钾元素。

降脂元素 卵磷脂、亚油酸、大豆皂苷

　　黄豆中的卵磷脂和亚油酸具有降低血清总胆固醇和低密度脂蛋白的作用，此外，大豆皂苷还能促进脂肪分解，防止脂质氧化形成动脉粥样硬化，并增强血管弹性。

营养功效

　　黄豆有健脾宽中、润燥消水的功效。黄豆含有丰富的铁，易吸收，可防治缺铁性贫血，对婴幼儿及产妇尤为重要。黄豆所含的锌具有促进生长发育、预防不育症的作用，而所含的维生素B_1可促进婴儿脑部的发育，防止肌痉挛。

黄豆小米粥

原料：水发小米120克，水发黄豆80克，葱花适量

调料：盐少许

做法：

1.砂锅中注水烧开，倒入泡好的小米、黄豆，拌匀。

2.加盖，用大火煮开后转小火续煮1小时至食材熟软。

3.揭盖，加盐搅匀，关火盛出，撒上葱花即可。

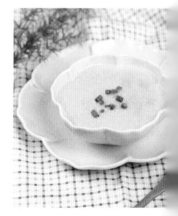

燕麦

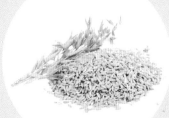

每日食用量 40克

降压元素 可溶性纤维

　　燕麦丰富的可溶性纤维可促进胆酸排出体外，有利于降低血液中的胆固醇含量、减少高脂肪食物的摄取，也因可溶性纤维会吸收大量水分，容易有饱足感，所以也是瘦身节食者的极佳选择。

降脂元素 B族维生素、锌、不饱和脂肪酸

　　燕麦中含有丰富的不饱和脂肪酸，可降低血液中的胆固醇含量；B族维生素、锌则可有效地降低血清胆固醇的含量。因此，燕麦对高脂血症能起到一定的预防作用。

营养功效

　　燕麦中含有钙、磷、铁、锌等矿物质，可预防骨质疏松，促进伤口愈合。中医认为燕麦有补益脾肾、润肠止汗、止血的作用。燕麦中还富含维生素E，可以抗氧化、美肌肤，具有很好的美容功效。

薏米燕麦粥

原料：薏米75克，燕麦60克

做法：

1.砂锅中注入适量清水烧热。

2.倒入备好的薏米、燕麦，搅拌均匀。

3.盖上锅盖，烧开后用小火煮约40分钟至其熟软。

4.揭开锅盖，持续搅拌一会儿即可。

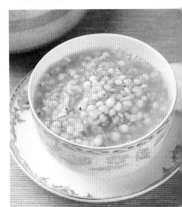

荞麦

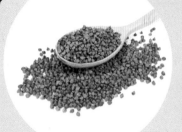

每日食用量 50克

降压元素 蛋白质、钾、芦丁、油酸、亚油酸

　　荞麦中的蛋白质能保护血管细胞、增强细胞活力，其所含的钾元素有助于降低血压。同时，荞麦中还含有芦丁，芦丁能强化毛细血管壁，并抑制血压上升，还具有抗氧化作用，可预防动脉硬化。

降脂元素 植物脂肪、烟酸

　　荞麦含有2%～3%的植物脂肪，其中对人体有益的油酸和亚油酸含量也很高，可降低胆固醇、体内脂肪。其含有的烟酸能促进新陈代谢，扩张血管和降低血清胆固醇。

营养功效

　　荞麦含有的有效营养成分对高血脂及因此而引起的心脑血管疾病具有良好的预防保健作用。中医认为荞麦能下气利肠、清热解毒，具有清理肠道沉积废物的作用。

龙须菜荞麦面

原料：荞麦面250克，龙须菜45克，胡萝卜25克，杏鲍菇30克，洋葱20克，日式高汤适量

做法：

1.杏鲍菇、胡萝卜切片，龙须菜切段，洋葱切丝。

2.用中火煮荞麦面约4分钟至其熟透，捞出放入汤碗中。

3.另起锅，倒入日式高汤，放入杏鲍菇、龙须菜、胡萝卜、洋葱稍煮1分钟后盛出，放在煮好的荞麦面上，拌匀即可。

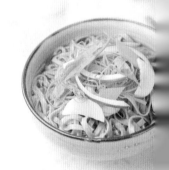

黑米

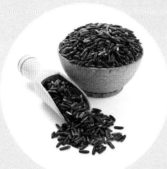

每日食用量 50克

降压元素 维生素E、硒、锌、锰

黑米所含的维生素E能保持血管弹性，所含的硒元素能减少脂肪在血管壁上的沉积，降低动脉硬化、高血压的发病率。

降脂元素 膳食纤维、花青素

黑米营养丰富，所含膳食纤维能够促进胆固醇和脂肪的排泄，降低体内胆固醇含量，从而降低血脂。所含花青素能抗氧化，降血压、血脂，增强抵抗力。

营养功效

黑米营养丰富，口感醇厚，含蛋白质、B族维生素、维生素E、钙、磷、钾、镁、铁、锌等营养元素，经常食用不仅能润肤美容，而且还有补血、养心、补肾、健脾等多种功效。

红豆黑米粥

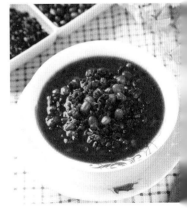

原料：水发黑米100克，水发红豆50克

调料：冰糖少许

做法：

1.砂锅中注入适量清水烧开。

2.倒入洗净的红豆和黑米，搅散、拌匀。

3.盖上盖，烧开后转小火煮约90分钟，至食材熟软。

4.揭盖，加入冰糖，搅拌匀，用中火煮至冰糖溶化。关火后盛出煮好的红豆黑米粥，装在碗中即可。

薏米

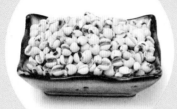

每日食用量 30克

降压元素 维生素、膳食纤维、氨基酸
薏米富含维生素、膳食纤维以及氨基酸等营养素，对痰湿内阻造成的脾胃虚弱型高血压患者有很好的疗效。

降脂元素 膳食纤维

薏米含有丰富的膳食纤维，可促进胃肠蠕动，减少肠道对胆固醇的吸收，降低血液中的胆固醇和甘油三酯含量，能预防高血压、高脂血症等疾病。

营养功效

薏米有抗癌作用，尤其对子宫癌有明显的效果。薏米还具有利尿、消炎、镇痛等药效。另外，薏米含有大量的维生素B_1，可以改善粉刺、黑斑、雀斑与皮肤粗糙等现象，是皮肤光滑、美白的好帮手。

地骨皮青蒿薏米粥

原料：水发大米120克，水发薏米70克，地骨皮15克，青蒿10克

做法：

1.砂锅中注入适量清水烧开，放入洗净的地骨皮、青蒿，盖上盖，煮沸后用小火煮约15分钟。

2.揭盖，滤出药材及其杂质，再倒入薏米、大米。

3.盖好盖，煮沸后用小火煲煮约30分钟，至米粒熟透后揭盖，搅拌匀，略煮片刻。

4.关火后盛出煮好的粥，装入汤碗中即可。

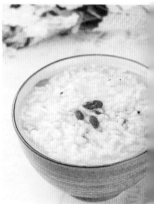

黑豆

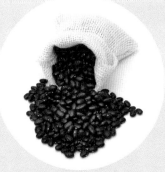

每日食用量 50克

降压元素 维生素E、钾、镁、皂苷

黑豆含有维生素E，可保护血管，钾可排除体内多余的钠，镁能扩张血管、促进血液循环，而皂苷可清洁血管、促进血液流通，因此黑豆对高血压十分有益。

降脂元素 膳食纤维、不饱和脂肪酸

黑豆中的不饱和脂肪酸可降低血液中的胆固醇和甘油三酯，膳食纤维也可促进胆固醇和脂肪的排泄，从而降低血脂水平。

营养功效

黑豆含有大量的蛋白质、微量元素等成分，具有排毒减肥的功效。早晨喝一杯黑豆浆，可以帮助清理体内的代谢物。适量食用黑豆，对糖尿病、小便频数、头晕目眩、视力模糊，或须发早白、腰痛、贫血等病症均有很好的疗效。

红枣黑豆粥

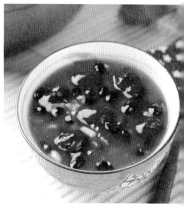

原料：水发黑豆100克，红枣10克

调料：白糖少许

做法：

1.锅中注入适量的清水，大火烧开，倒入备好的黑豆、红枣，搅拌片刻。

2.盖上盖，用小火熬煮1个小时至食材熟软。

3.掀开锅盖，放入白糖。

4.持续搅拌片刻，入味后将粥盛入碗中即可。

绿豆

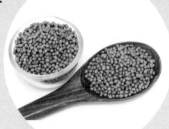

每日食用量 40克

降压元素 钾

　　绿豆中含有较为丰富的钾元素，且钠的含量较低，能帮助高血压患者降低血压，维持血压稳定。

降脂元素 植物甾醇

　　绿豆中含有植物甾醇，能防止冠状动脉粥样硬化，促进胆固醇的降解代谢，抑制人体对胆固醇的吸收，从而降低血清胆固醇含量。

营养功效

　　绿豆具有清热消暑、利尿消肿、润喉止咳及明目降压之功效。中医认为绿豆能厚肠胃、润皮肤、和五脏、滋脾胃。

莴笋绿豆豆浆

原料：水发黄豆40克，水发绿豆50克，莴笋叶25克

做法：

1.在碗中倒入已浸泡6小时的绿豆，放入已浸泡8小时的黄豆，搓洗干净；将洗好的材料倒入滤网，沥干水分。

2.把洗好的莴笋叶、黄豆、绿豆倒入豆浆机中；注入适量清水，至水位线即可。

3.盖上豆浆机机头，开始打浆；待豆浆机运转约15分钟，即成豆浆。

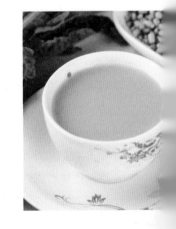

糙米

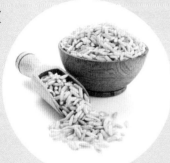

每日食用量 25~50克

降压元素 B族维生素、维生素E

糙米中含有丰富的B族维生素和维生素E，B族维生素可保护血管，维生素E可维持组织正常的新陈代谢，降低血压。

降脂元素 膳食纤维、不饱和脂肪酸

糙米中保留了大量的膳食纤维，能与胆汁中的胆固醇结合，促进胆固醇的排出。其所含的不饱和脂肪酸也能排除多余的胆固醇，从而帮助高血脂患者降低血脂。

营养功效

糙米含有维生素B、维生素E、纤维素及钾、镁、锌、铁、锰等微量元素，不仅能提高人体免疫功能、促进血液循环，还能帮助缓解情绪，使人充满活力。

芦笋糙米粥

原料：水发糙米100克，芦笋90克

调料：盐2克，鸡粉少许

做法：

1.将洗净的芦笋切成段，装入盘中，待用。

2.砂锅中注入适量清水烧开，倒入洗净的糙米，用勺子搅拌均匀。

3.盖上盖，煮沸后用小火煮约30分钟，至米粒变软。

4.揭盖，倒入切好的芦笋，再加入盐、鸡粉。

5.拌匀调味，续煮片刻，至调料溶于粥中即成。

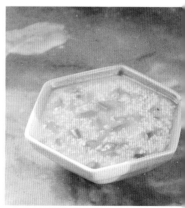

红豆

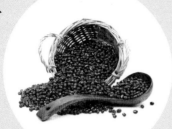

| 每日食用量 | 30克 |

降压元素 皂苷、叶酸

红豆含有的皂苷可促进血液循环，清洁血管和肠道，稳定血压；叶酸可增强心肌活力，降低血压。

降脂元素 膳食纤维、豆固醇

红豆中所含的膳食纤维可降低血液中的胆固醇和甘油三酯，达到降血脂的功效。红豆还含有豆固醇，也能有效降低体内血清胆固醇，控制血脂水平。

营养功效

红豆含有的膳食纤维具有良好的润肠通便、降血压、降血脂、调节血糖、解毒抗癌、健美减肥的作用。红豆还含有叶酸，产妇多吃红豆有催乳的功效。

红豆薏米美肌汤

原料：水发红豆100克，水发薏米80克，牛奶100毫升

调料：冰糖适量

做法：

1.砂锅注入适量清水烧开，倒入泡好的红豆、薏米，搅拌均匀。

2.加盖，用大火煮开，转小火续煮40分钟至食材熟软。

3.揭盖，倒入冰糖，搅拌至溶化，缓缓加入牛奶，用中火搅拌均匀。

4.关火后盛出煮好的甜汤，装碗即可。

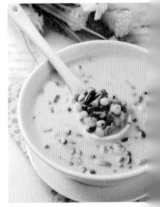

芝麻

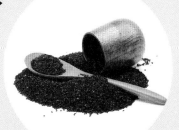

每日食用量 15克

降压元素 维生素E、卵磷脂

芝麻中含有的维生素E、卵磷脂可防治高血压。研究发现，经常食用芝麻可明显降低高血压的发病率。

降脂元素 亚油酸

芝麻中含有的亚油酸、花生四烯酸等，能抑制机体对胆固醇、脂肪的吸收。

营养功效

芝麻能补肝益肾、强身，并有润燥滑肠、通乳的作用。芝麻富含有亚油酸、花生油酸等不饱和脂肪酸，具有抗癌、补脑的效果。芝麻，尤其黑芝麻是极易得而效果极佳的美容圣品。其所含的丰富维生素E，能抗氧化、延缓老化。芝麻还富含矿物质，如钙、镁等，有助于骨头生长，而其他营养素则能美化肌肤。芝麻还能增强记忆力，使头发常保乌黑亮丽。

核桃黑芝麻枸杞豆浆

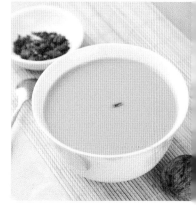

原料：枸杞、核桃仁、黑芝麻各15克，水发黄豆50克

做法：

1.把洗好的枸杞、黑芝麻、核桃仁倒入豆浆机中。

2.倒入洗净的黄豆，注入适量清水，至水位线。

3.盖上豆浆机机头，选择"五谷"程序，再选择"开始"键，开始打浆。

4.待豆浆机运转约15分钟，即成豆浆。

5.将豆浆机断电，取下机头，把煮好的豆浆倒入滤网过滤后即可。

乌鸡

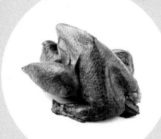

每日食用量 100克

降压元素 氨基酸及钾、磷等矿物质
乌鸡含有人体不可缺少的多种氨基酸，能调节人体免疫功能；含有的钾、磷等矿物质能降低血压、保护血管。

降脂元素 烟酸

乌鸡的胆固醇含量低，其含有的烟酸具有促进血液循环、降低血脂的作用。乌鸡营养价值高，降压降脂功效更显著。

营养功效

乌鸡含有蛋白质、B族维生素、维生素E及18种氨基酸，其胆固醇和脂肪的含量较低，食用乌鸡可以提高免疫能力，延缓衰老，强筋健骨。中医认为，乌鸡具有滋补肝肾、益气补血、滋阴清热、调经活血、止崩治带等功效，特别是对妇女的气虚、血虚、脾虚、肾虚等症以及小儿生长发育迟缓、妇女更年期综合征尤为有效。

蘑菇无花果炖乌鸡

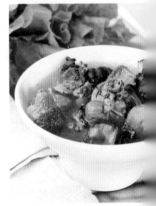

原料：乌鸡块500克，水发姬松茸60克，水发香菇50克，无花果35克，姜片少许

调料：盐、鸡粉各3克，胡椒粉少许

做法：

1.姬松茸去掉柄部。锅中注入适量清水烧开，放入乌鸡块，煮沸，汆去血水后捞出，沥干水分，待用。

2.砂锅注入适量清水，倒入乌鸡块、姬松茸、香菇、无花果、姜片，大火煮开后用小火炖2小时至食材熟。

3.放入盐、鸡粉、胡椒粉，拌匀调味即可。

猪瘦肉

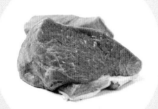

每日食用量 100克

降压元素 B族维生素

　　猪肉中含丰富的B族维生素，能促进能量代谢，抑制血管收缩，降低血压。

降脂元素 蛋白质、脂肪酸、锌

　　猪瘦肉中含有大量蛋白质和脂肪酸，有利于高血压和高脂血症患者保护血管；含有的锌可减少胆固醇在人体内的蓄积。

营养功效

　　猪瘦肉纤维较为细软，结缔组织较少，肌肉组织中含有较多的肌间脂肪，经过烹调加工后肉味特别鲜美。猪瘦肉的蛋白质较高，还富含维生素B_1和锌等。经常适量食用猪肉还能促进幼儿智力的发育。

鱼蓉瘦肉粥

原料：鱼肉200克，猪瘦肉120克，核桃仁20克，水发大米85克

做法：

1.蒸锅上火烧开，放入鱼肉，烧开后用中火蒸约15分钟。

2.将核桃仁拍碎，切成碎末；将洗好的猪瘦肉切片，再切成丁，剁成碎末；将放凉的鱼肉压碎，去除鱼刺，备用。

3.砂锅中注入清水烧热，倒入猪肉、核桃仁，用大火煮沸，撇去浮沫，放入鱼肉、大米，拌匀，盖上锅盖，烧开后转小火煮约30分钟，至食材熟透即可。

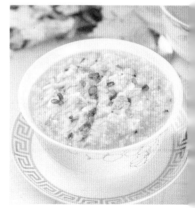

鸭肉

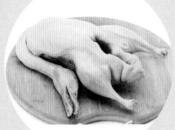

每日食用量 80克

降压元素 单不饱和脂肪酸

鸭肉中的脂肪主要是单不饱和脂肪酸，这种物质能够降低胆固醇，对防治高血压有很好的疗效。

降脂元素 单不饱和脂肪酸、B族维生素

研究表明，鸭肉中的脂肪富含单不饱和脂肪酸，能够降低血液中胆固醇和甘油三酯含量，调节血脂，保护血管，对预防高脂血症、心血管疾病有一定作用。B族维生素则可促进能量代谢，控制体重。

营养功效

鸭肉具有滋五脏之阴、清虚劳之热、补血、养胃生津、止咳息惊等多种功效。现代医学研究认为，经常食用鸭肉不仅能补充人体必需的多种营养成分，对一些低烧、食少、大便干燥和有水肿的人也有很好的疗效。

干贝冬瓜煲鸭汤

原料：冬瓜185克，鸭肉块200克，咸鱼35克，干贝5克，姜片少许

调料：盐2克，料酒5毫升，食用油适量

做法：

1.冬瓜切块，咸鱼切块。用料酒汆煮鸭肉块，待用。

2.热锅注油，放入咸鱼、干贝，油炸片刻，捞出待用。

3.砂锅中注入适量清水烧开，倒入鸭块、咸鱼、干贝、姜片，拌匀，大火煮开后转小火焖煮30分钟至熟。

4.放入冬瓜块，续煮30分钟至冬瓜熟，加盐即可。

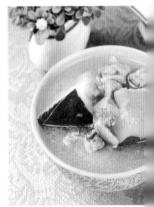

兔肉

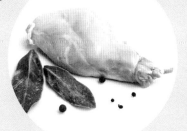

每日食用量 100～150克

降压元素 高蛋白、低脂肪、低胆固醇

兔肉的蛋白质含量非常丰富，但脂肪和胆固醇含量较低，胆固醇含量在畜肉中属最低，而蛋白质含量比猪肉、牛肉都高，常吃可强健身体，又不会增胖，还可保护血管壁，防止血栓形成，预防高血压。

降脂元素 蛋白质、维生素、卵磷脂、微量元素

兔肉含有丰富的蛋白质、维生素、卵磷脂以及多种微量元素，有补中益气、解热止渴、健脾养胃之功效，是高血脂患者首选的动物性食物之一。兔肉中富含的卵磷脂能有效降低血脂，抑制动脉粥样硬化症的发生。

营养功效

心血管病、肝脏病以及其他新陈代谢有障碍的人常吃兔肉，既可满足营养需求，又可祛病健身。儿童、青少年经常食用兔肉，可促进大脑和其他器官发育。

红枣板栗焖兔肉

原料：兔肉块230克，板栗肉80克，红枣15克，姜片、葱条各少许

调料：料酒7毫升，盐、鸡粉各2克，胡椒粉3克，芝麻油3毫升，水淀粉10毫升

做法：

1.锅中注入适量清水烧开，倒入兔肉块、料酒、姜片、葱条，略煮一会儿，捞出沥干水分。

2.用油起锅，放入兔肉块、姜片、葱条、红枣、板栗肉。

3.加水焖煮约40分钟后加入剩余调料，再焖煮15分钟即可。

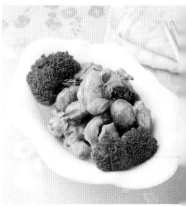

牛肉

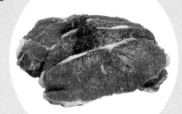

每日食用量 100克

降压元素 优质蛋白质

　　研究表明，蛋白质摄入与高血压有着密切关系。牛肉中含有丰富的优质蛋白质，适量地摄入优质蛋白质可以降低高血压的发病率，可在一定程度上缓解由高钠饮食引起的高血压病情。

降脂元素 锌、镁

　　牛肉中的锌含量较高，可减少胆固醇在人体内的蓄积，防止动脉硬化。牛肉富含的镁能保护心血管。

营养功效

　　牛肉中含有丰富的优质蛋白质，适量地摄入优质蛋白质可以降低高血压的发病率，可在一定程度上缓解高钠饮食引起的高血压病情，还有利于防止肥胖，预防动脉硬化和冠心病。

牛肉豆腐

原料：牛肉250克，嫩豆腐块350克，红椒少许

调料：植物油、盐、酱油、醋、生粉、姜丝、蒜末各适量

做法：

1.牛肉切丁加生粉、酱油腌渍。

2.锅中放油烧热，爆香姜丝、蒜末、红椒，下入牛肉翻炒一会儿，加适量水，烧开后转中小火焖至八成熟，加入豆腐块，同煮至肉熟后加入盐、醋调味即可。

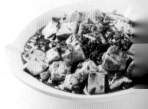

鸽肉

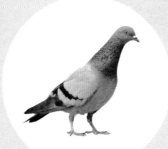

每日食用量 80~100克

降压元素 高蛋白、低脂肪、低胆固醇

鸽肉是典型的高蛋白、低脂肪、低胆固醇食物，特别适合中老年人以及高血压、肥胖症患者。

降脂元素 软骨素

乳鸽骨中含有软骨素，不仅能提高皮肤细胞活力，还能促进血液循环，防止脂肪在血管壁上沉积，从而降低血脂。

营养功效

鸽肉含丰富的蛋白质，脂肪含量很低，营养优于鸡肉，且比鸡肉易消化吸收，吸收率高达97%。鸽肉所含造血用的微量元素相当丰富，对手术后病人、贫血者有大补功能。

四宝乳鸽汤

原料：山药块、白果、水发香菇、乳鸽肉、姜片、枸杞、葱段、高汤各适量

调料：盐适量

做法：

1.锅中注水烧开，放入乳鸽肉，搅匀；煮5分钟，搅拌匀，焯去血水；从锅中捞出乳鸽后过冷水，盛入盘中待用。

2.另起锅，注入高汤烧开，加入所有食材，拌匀；煮15分钟至食材熟透；放入枸杞、盐，搅匀，再煮10分钟；揭开锅盖，将煮好的汤料盛出即可。

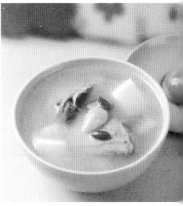

腐竹

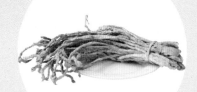

每日食用量 20~40克

降压元素 钙、铁、蛋白质

腐竹中含有大量的优质蛋白质、钙、铁等营养成分，能清除血液中多余的钠，促进脂肪代谢，能增强毛细血管功能，改善微循环，抑制血栓形成，稳定血压。

降脂元素 卵磷脂、类黄酮

腐竹中所含的卵磷脂能降低血液中胆固醇的含量，达到防治高脂血症、动脉硬化的效果。腐竹中含有的类黄酮还具有降低血清低密度脂蛋白胆固醇及总胆固醇的作用。

营养功效

腐竹含有丰富的蛋白质、膳食纤维和碳水化合物等营养物质，有很好的健脑作用，能预防阿尔茨海默病的发生。此外，腐竹还能降低血液中的胆固醇含量，从而有效地预防高血脂和动脉硬化等症。

西芹拌腐竹

原料：西芹150克，腐竹35克，红椒丝、蒜蓉各少许
调料：橄榄油、盐、凉拌醋各适量
做法：
1.腐竹用温水泡发至软，切成段。
2.西芹去老筋洗净，切成片。
3.锅中放水烧沸，分别下入腐竹、西芹焯至熟，捞出沥去水分，装盘后加入蒜蓉、红椒丝、橄榄油、盐、凉拌醋拌匀即可。

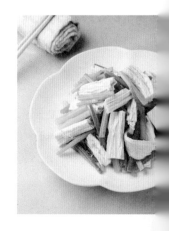

豆腐

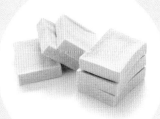

每日食用量 100克

降压元素 蛋白质、铁、镁、磷

豆腐中含有的蛋白质、铁、磷有净化血液的功效，含有的镁元素还可稳定血管平滑肌细胞膜的钙的通道，限制钠离子内流，从而降低血压。

降脂元素 镁

豆腐中含有的镁元素能促进人体纤维蛋白溶解，扩张血管，抑制凝血块的形成，有利于降低血清胆固醇。同时，豆腐不含胆固醇，为高血压、高血脂、高胆固醇症及动脉硬化、冠心病患者的药膳佳肴。

营养功效

豆腐中不含胆固醇，这对高血脂、动脉硬化患者十分有益。豆腐中含有的卵磷脂可促进脑部细胞活跃，有预防老年痴呆症的作用。

青菜蒸豆腐

原料：豆腐100克，上海青60克，熟鸡蛋1个

调料：盐、水淀粉各适量

做法：

1.锅中注水烧开，放入上海青，焯煮约半分钟后剁成末。

2.洗净的豆腐压碎剁成泥，熟鸡蛋去除蛋黄剁成泥。

3.取一干净的碗，倒入豆腐泥、上海青，拌匀，加入盐、水淀粉，拌匀上浆。

4.将食材抹平，撒上蛋黄末，放入蒸锅中，用中火蒸约8分钟即可。

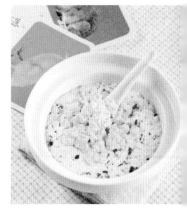

豆浆

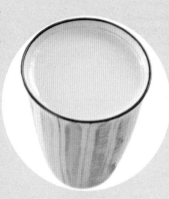

每日食用量 250毫升

降压元素 植物蛋白、磷脂、钾、镁

豆浆中所含的植物蛋白和磷脂，可降低胆固醇的吸收，并使之排出体外，保护心血管健康。豆浆富含钾、镁元素，可促进体内排出多余的钠，防止由钠引起的血压升高。

降脂元素 B族维生素、烟酸

豆浆中的B族维生素，可促进碳水化合物作为能量被消耗掉，减少脂肪堆积。烟酸则能降低胆固醇含量，促进血液循环，减轻心脏负担。

营养功效

豆浆含有植物蛋白、脂肪、碳水化合物、钙、磷、镁、钾等营养成分，具有补充营养、增强体质、补钙等功效。

小麦豆浆

原料：水发黄豆70克，水发小麦35克

调料：冰糖适量

做法：

1.将黄豆、小麦洗净，浸泡6~8小时。

2.将黄豆、小麦倒入豆浆机中，加入适量清水，按程序打成豆浆，倒入锅中。

3.将锅置于火上，大火煮沸后转小火煮15分钟，加入少许冰糖拌匀即可。

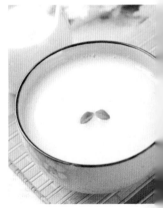

鸡蛋清

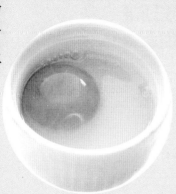

每日食用量 30克

降压元素 蛋白质

　　鸡蛋清富含蛋白质，经常食用可使心脑血管疾病的发病率降低，且对伴有睡眠不安、咳嗽、头昏脑涨等症状的高血压患者具有很好的辅助治疗效果。

降脂元素 低脂肪、低胆固醇

　　鸡蛋清是一种低脂肪、低胆固醇的食物，适宜高脂血症患者食用。

营养功效

　　鸡蛋清含有人体所必需的8种氨基酸。鸡蛋清含有大量水分，具有清热、消炎、解毒、保护黏膜的作用。经常食用鸡蛋清，可使皮肤白嫩、细滑，能保护皮肤的弱酸性，从而防止细菌感染。

乌醋花生黑木耳

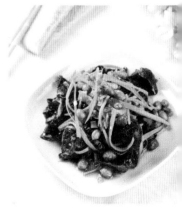

原料：水发黑木耳150克，去皮胡萝卜、花生各100克，朝天椒1个，葱花8克

调料：生抽3毫升，乌醋5毫升

做法：

1.洗净的胡萝卜切片，改切丝。

2.锅中注入适量清水烧开，倒入胡萝卜丝、黑木耳，拌匀，焯一会儿至其断生捞出，放入凉水中待用。

3.捞出胡萝卜和黑木耳装在碗中，加入花生、朝天椒，加入生抽、乌醋、葱花，拌匀即可。

脱脂酸奶

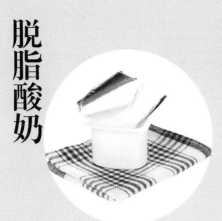

每日食用量 250克

降压元素 钙、磷、钾

脱脂酸奶含有的钙、磷、钾等矿物质可调节血压，有效预防和改善动脉硬化、骨质疏松等病症。

降脂元素 乳酸菌

酸奶中的乳酸菌能增强消化吸收能力，加强胃肠蠕动和机体的物质代谢，清除体内的胆固醇和甘油三酯，从而达到降血脂的目的。

营养功效

酸奶是以鲜牛奶为原料制成，但和新鲜牛奶相比，更容易被人体消化吸收。脱脂酸奶是指除去奶上层的脂肪（奶油），所含的脂肪在1%以下的一种酸奶。酸奶的营养结构最接近理想的营养膳食标准，热量低，能抑制肠道腐败菌的繁殖，防止和阻碍人体吸收有害菌分解的毒素，增强机体抗病的能力。

草莓桑葚奶昔

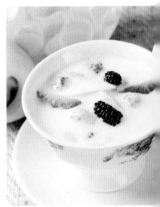

原料：草莓65克，桑葚40克，酸奶120克，冰块30克

做法：

1.洗净的草莓切小瓣，洗好的桑葚对半切开，冰块敲碎，呈小块状，备用。

2.将酸奶装入碗中，倒入大部分的桑葚、草莓，用勺搅拌至酸奶完全裹匀草莓和桑葚，倒入冰块，搅拌匀。

3.将奶昔装入杯中，点缀上剩余的草莓、桑葚即可。

淡菜

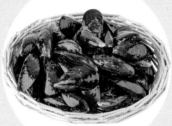

每日食用量 20克

降压元素 B族维生素、钙、铁、锌
淡菜所含的B族维生素可保护血管，所含的钙、铁、锌等矿物质能稳定血压，降低高血压发病率。

降脂元素 不饱和脂肪酸、钙
淡菜中含有的不饱和脂肪酸能清除附着在血管壁上的过多胆固醇，含有的钙可加速人体对胆固醇的排泄，减少对胆固醇的吸收。

营养功效
淡菜含有蛋白质、钙、磷、铁、锌等营养成分，具有补五脏、益肾亏、通肠胃等功效。由于淡菜所含的营养成分很丰富，其营养价值高于一般的贝类和鱼、虾、肉等，对促进新陈代谢、保证大脑和身体活动的营养供给具有积极的作用，所以有人称淡菜为"海中鸡蛋"。

淡菜海带冬瓜汤

原料：淡菜30克，水发海带200克，冬瓜300克，葱段、姜片各少许
调料：植物油、盐各少许
做法：

1.水发海带洗净，切成菱形块；冬瓜去皮、籽，洗净切成块；将淡菜用冷水泡软，放入锅内，加少许水、葱段、姜片，中火煮沸15分钟。

2.炒锅放入油烧热，加入冬瓜、海带翻炒2分钟，放入开水，用大火煮半小时，倒入淡菜及原汤，放调味即可。

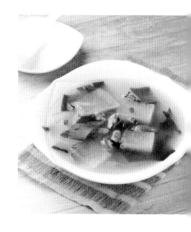

蛤蜊

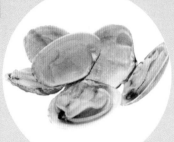

每日食用量 50克

降压元素 镁、铬、硒、牛磺酸

蛤蜊含有的镁、硒、铬均是降压降脂需要的矿物质，牛磺酸可降低血压和减少血液中的胆固醇，还有助于防治并发症的发生。

降脂元素 镁、牛磺酸

蛤蜊中的镁可以调节脂肪代谢，减少体内多余的脂肪；牛磺酸可降低胆固醇的含量，进而降低血脂。

营养功效

中医认为，蛤蜊性寒、味咸，有滋阴、软坚、化痰的作用，可滋阴润燥，能用于五脏阴虚烦渴、纳汗、干咳、失眠、目干等病症的调理和治疗，对淋巴结肿大、甲状腺肿大也有较好疗效。

蛤蜊蒸蛋

原料：鸡蛋2个，蛤蜊肉90克，姜丝、葱花各少许

调料：盐、料酒、生抽、芝麻油各少许

做法：

1.将焯过水的蛤蜊肉装入碗中，放入姜丝、料酒，加入少许生抽、芝麻油，搅拌匀。

2.鸡蛋打入碗中，加入盐，调匀，倒入清水，把蛋液倒入碗中，放入烧开的蒸锅中，用小火蒸10分钟；在蒸熟的鸡蛋上放蛤蜊肉，用小火再蒸2分钟。

3.把蒸好的蛤蜊鸡蛋取出，淋入生抽，撒上葱花即可。

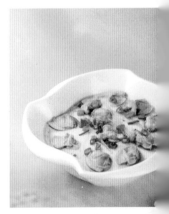

牡蛎

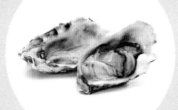

每日食用量 40克

降压元素 氨基酸、牛磺酸

　　牡蛎含多种氨基酸，可降低血胆固醇浓度，预防动脉硬化。牡蛎中的牛磺酸可促进分解肝脏中的胆固醇，降低血液中胆固醇的含量，从而达到降脂的目的。

降脂元素 锌

　　牡蛎中含有较为丰富的锌，经常食用可帮助高血压患者提高机体中锌与镉的比值，从而降低血压，对高血压及脑血管并发症有很好的疗效。

营养功效

　　牡蛎营养丰富，除含有丰富的蛋白质、维生素和糖类等营养成分外，还含有人体必需的10多种氨基酸、矿物质等，这些成分都是人生长和代谢活动所必需的。中医认为，牡蛎性平，味甘，归脾、胃经。

白萝卜牡蛎汤

原料：白萝卜丝30克，牡蛎肉40克，姜片、葱花各少许

调料：料酒10毫升，盐、鸡粉各2克，芝麻油、胡椒粉、食用油各适量

做法：

1.锅中注入适量的清水烧开，倒入白萝卜、姜丝、牡蛎肉、食用油、料酒，拌匀，盖上锅盖，焖煮5分钟。

2.揭开锅盖，淋入少许芝麻油，加入胡椒粉、鸡粉、盐，搅拌片刻，使食材入味。

3.将煮好的汤水盛出，装入碗中，撒上葱花即可。

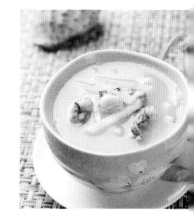

海参

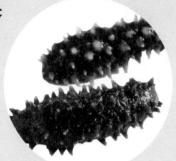

每日食用量 80克左右（水发）

降压元素 多种氨基酸、矿物质

　　海参不含胆固醇，脂肪含量也低，但氨基酸、矿物质、维生素含量丰富，这些营养成分能促进新陈代谢，增强血管弹性，清除多余脂肪，从而防治高血压。

降脂元素 海参多糖

　　海参中含有的海参多糖具有降低血糖、血清总胆固醇、甘油三酯水平的作用，从而调节血脂，降低血液黏稠度，是高血脂患者的保健食物。

营养功效

　　海参是少有的高蛋白、低脂肪、低糖、无胆固醇的保健食品，营养成分不仅丰富，而且均衡、合理。海参具有滋阴、补血、壮阳、润燥、调经、养胎、抗衰老、抗凝血、增强免疫力等功效。

干贝烧海参

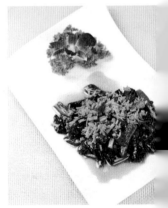

原料：水发海参140克，干贝15克，红椒圈、姜片、葱段、蒜末各少许

调料：豆瓣酱10克，盐3克，鸡粉2克，蚝油4克，料酒5毫升，水淀粉、食用油各适量

做法：

1.海参洗净，切小块；干贝洗净，压成细末；锅中加水烧开，加入鸡粉、盐、料酒、海参，煮2分钟捞出。

2.油锅烧热，放入干贝，炸至熟软后捞出。

3.将以上食材、调料倒入锅中爆炒后，撒上干贝末即可。

草鱼

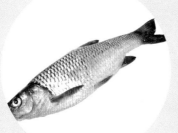

每日食用量	50克

降压元素 钙、维生素、不饱和脂肪酸

　　草鱼含有不饱和脂肪酸，对降低血压、加速血液循环有很好的食疗效果，同时还能预防冠心病、动脉硬化、脑卒中等病发生，是心血管病人的良好食物。

降脂元素 钙、镁、钾

　　草鱼有丰富的不饱和脂肪酸，对血液循环有利，是心血管病人的良好食物；镁可以调节脂肪代谢，减少体内多余的脂肪。

营养功效

　　草鱼肉厚而松嫩，有增强体质、延缓衰老的作用。草鱼含有的不饱和脂酸对血液循环有利，是心血管病人的良好食物。

木瓜草鱼汤

原料：草鱼肉300克，木瓜230克，姜片、葱花各少许

调料：盐、水淀粉、植物油各适量

做法：

1.将木瓜、草鱼切片；把鱼片放入碗中，加入盐拌匀，倒入水淀粉，拌匀，倒入食用油，腌渍10分钟。

2.用油起锅，倒入姜片、木瓜，翻炒均匀，倒入适量清水，盖上盖，煮至沸。

3.揭开盖，加少许盐搅拌均匀；倒入腌好的鱼片，搅动片刻，煮至沸；关火后盛入碗中，撒入葱花即可。

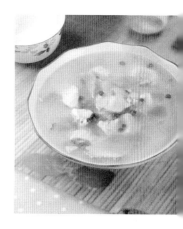

鳝鱼

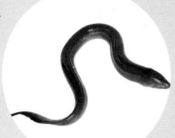

每日食用量 50～100克

降压元素 多种氨基酸

鳝鱼含有多种氨基酸，能够软化血管，排除多余的胆固醇和脂肪，可改善和预防高血压。

降脂元素 卵磷脂

鳝鱼中含有丰富的卵磷脂，卵磷脂可除掉附着在血管壁上的胆固醇，还可促进大脑细胞的活跃，预防老年痴呆，对高血脂患者特别是老年高血脂患者有益。

营养功效

鳝鱼含有大量的蛋白质、脂肪及多种维生素，适宜身体虚弱、气血不足、营养不良者食用。鳝鱼还含有碳水化合物、铜、磷等营养元素，有很好的补益效果，尤其适宜身体虚弱、病后调养者以及产妇食用。

韭菜炒鳝丝

原料：鳝鱼肉230克，韭菜180克，彩椒40克

调料：盐3克，鸡粉2克，料酒6毫升，生抽7毫升，水淀粉、食用油各适量

做法：

1.韭菜切段，彩椒切丝；鳝鱼肉切丝后盛入碗中。

2.鳝鱼丝加盐、料酒、水淀粉、食用油腌渍15分钟。

3.用油起锅，倒鳝鱼丝、料酒、生抽、彩椒丝、韭菜段翻炒。

4.加入盐、鸡粉炒匀，倒水淀粉勾芡，炒匀后装盘即成。

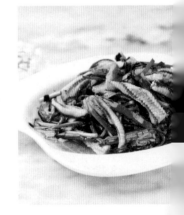

泥鳅

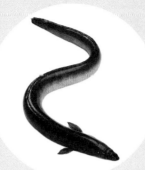

每日食用量 50~100克

降压元素 大量维生素、铁

　　泥鳅含有大量的维生素，其中尤以维生素B₁含量最丰富，维生素A、维生素C和铁的含量也比其他鱼类要高。B族维生素可改善脂质代谢，保护血管结构与功能。维生素C可保护动脉血管免受有害物质的侵害。这些均有利于防治高血压。

降脂元素 不饱和脂肪酸、卵磷脂

　　泥鳅中含有的不饱和脂肪酸能减少肠道对胆固醇的吸收，具有降低胆固醇、防治动脉粥样硬化的作用。

营养功效

　　泥鳅含优质蛋白质、脂肪、维生素A、维生素B₁、烟酸、铁、磷、钙等营养元素。泥鳅体内含有丰富的核苷，能提高身体抗病毒能力。此外，泥鳅体内的磷酸甘油酸变位酶是人类特有的，能提高男性染色体的显性遗传，是优生优育的首选食物。

莴笋烧泥鳅

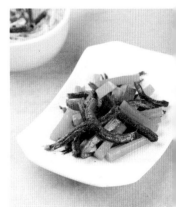

原料：泥鳅160克，莴笋65克，彩椒20克

调料：盐、鸡粉各2克，水淀粉、料酒、生抽、老抽各少许，食用油适量

做法：

1.将泥鳅放入碗中，加入少许盐，注入适量清水，去除黏液，沥干水分，盛入盘中，待用。

2.莴笋、彩椒切条；泥鳅除去内脏，清理干净。

3.油炸泥鳅后捞出，然后另起锅炒香泥鳅、莴笋、彩椒，依次放入调料，小火焖煮10分钟即可。

带鱼

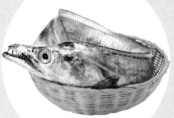

每日食用量 100克

降压元素 高蛋白、多种维生素、卵磷脂

带鱼含有高蛋白、多种维生素、卵磷脂等营养成分，对心血管系统有保护作用，能稳定血压，降低胆固醇，预防动脉硬化。

降脂元素 不饱和脂肪酸、硒

带鱼含有不饱和脂肪酸，可以降低血脂和血清胆固醇。其所含的硒元素可以降低血液黏稠度，增加冠状动脉的血流量。

营养功效

带鱼肉肥刺少，营养丰富，容易消化。其脂肪含量低而蛋白质含量丰富，矿物质含量也很丰富。中医认为，带鱼能和中开胃、暖胃补虚，是孕妇的理想食品。

家常蒸带鱼

原料：带鱼肉350克，葱段、姜片、姜丝、葱丝、彩椒丝各少许

调料：盐2克，料酒7毫升

做法：

1.洗好的带鱼肉切块，装入碗中，放入葱段，加入适量盐、料酒，拌匀，腌渍约10分钟，至其入味，备用。

2.取一个蒸盘，放入腌好的带鱼，摆放整齐，蒸锅上火烧开，放入蒸盘，盖上盖，用中火蒸约15分钟。

3.揭盖，拣出姜片、葱段，放上姜丝、葱丝和彩椒丝即可。

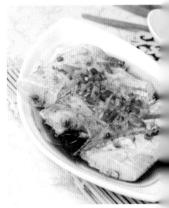

三文鱼

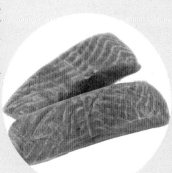

每日食用量 80克

降压元素 不饱和脂肪酸

三文鱼中含有丰富的不饱和脂肪酸，具有降低血压的作用。

降脂元素 多种维生素和矿物质

三文鱼含有丰富的维生素和矿物质，能有效降低血脂和胆固醇，有助于预防心血管疾病。

营养功效

三文鱼肉因为含有虾青素，所以呈橙色，是红肉鱼类，营养价值非常高。三文鱼富含不饱和脂肪酸，是高蛋白、低热量的健康食品。此外，三文鱼还含有多种维生素以及钙、铁、锌、镁、磷等矿物质和微量元素。

三文鱼金针菇卷

原料：三文鱼160克，金针菇65克，菜心50克，蛋清30克

调料：盐3克，胡椒粉2克，生粉、食用油各适量

做法：

1.菜心去根；三文鱼切片，加盐、胡椒粉，腌渍15分钟。

2.锅中注水烧开，放菜心、食用油、盐，略煮，捞出。

3.取蛋清，加生粉，制成蛋液。铺平三文鱼肉片，抹上少许蛋液，再放金针菇，卷成卷，用蛋液封口。

4.鱼卷用小火煎至熟透，摆在菜心上即可。

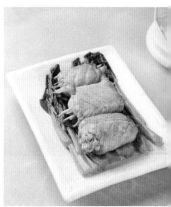

金枪鱼

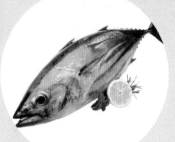

每日食用量 80克

降压元素 ω-3多不饱和脂肪酸、牛磺酸

金枪鱼含有的ω-3多不饱和脂肪酸可降低胆固醇和甘油三酯含量，降低血压，保护心血管健康。其含有的牛磺酸则可降低血压和血液中的胆固醇，有助于防治动脉硬化。

降脂元素 EPA、优质蛋白质、牛磺酸

金枪鱼中的EPA、蛋白质、牛磺酸均有降低血脂、胆固醇的功效，可以有效地防止动脉硬化和胆固醇含量高所引起的多种疾病。

营养功效

金枪鱼肉低脂肪、低热量，含有优质的蛋白质和其他营养素，常食不但可以保持苗条的身材，可以平衡身体所需的营养，保护肝脏，强化肝脏功能，促进人体新陈代谢。

金枪鱼南瓜粥

原料：金枪鱼肉70克，南瓜40克，秀珍菇30克，水发大米100克

做法：

1.洗净去皮的南瓜切成粒状；洗好的秀珍菇切丝；洗净的金枪鱼肉切成丁，备用。

2.砂锅中注入适量清水烧开，倒入洗净的大米，拌匀，盖上盖，烧开后转小火煮约10分钟。

3.揭盖，倒入金枪鱼肉、南瓜、秀珍菇，拌匀，盖上盖，用小火煮约25分钟至所有食材熟透即成。

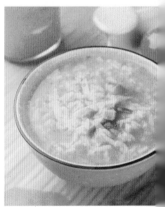

鳗鱼

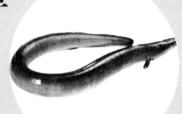

每日食用量 100克

降压元素 不饱和脂肪酸

鳗鱼中含有的不饱和脂肪能清理和保护血管，稳定血压，预防动脉硬化。

降脂元素 不饱和脂肪酸

鳗鱼中富含不饱和脂肪酸，能降低体内的总胆固醇、甘油三酯的含量，从而降低血脂，还可预防合并心脑血管疾病的发病率。

营养功效

鳗鱼含有丰富的脂肪、优质蛋白质、碳水化合物、氨基酸、维生素A、B族维生素、维生素E、钙、铬等营养成分，具有补虚养血、祛湿、抗结核等功效，是久病、虚弱、贫血、肺结核等病人的良好营养品。鳗鱼还含有一种稀有的西河洛克蛋白，具有良好的强精补肾的功效，是年轻夫妇、中老年人的保健食品。

照烧鳗鱼

原料：鳗鱼400克，柠檬1/4个

调料：照烧酱40克，姜汁、米酒、芝麻油各适量

做法：

1.将鳗鱼剖开收拾干净，去骨刺，切成大块。

2.柠檬切薄片备用。

3.锅中倒入芝麻油加热，放入鳗鱼块，小火慢煎，再翻面煎至两面略呈焦黄色，加入米酒、姜汁、照烧酱和少许清水，焖煮至汁干入味，盛出切片，摆入盘中，盘边再摆上柠檬片装饰即可。

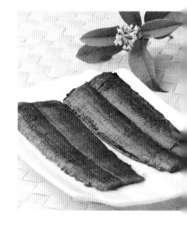

银鳕鱼

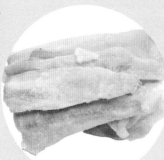

每日食用量 80克

降压元素 EPA、DHA

银鳕鱼含有EPA和DHA，能够降低血液中总胆固醇、甘油三酯的含量，从而预防心血管疾病。

降脂元素 不饱和脂肪酸

银鳕鱼的脂肪、胆固醇含量均较低，其含有的不饱和脂肪酸能降低胆固醇、稳定血脂水平。

营养功效

银鳕鱼属冷水域深海鱼类，营养丰富，肉质细嫩、刺少，是老少皆宜的营养食品。银鳕鱼具有高营养、低胆固醇、易于被人体吸收等优点，含有球蛋白质、白蛋白及含磷的核蛋白，并含有儿童发育必需的各种氨基酸，其比值和儿童的需要量很相似，且极易被人体消化吸收。

清蒸鳕鱼

原料：鳕鱼块100克

调料：盐2克，料酒适量

做法：

1.将洗净的鳕鱼块装入碗中，加入适量料酒，抓匀，再放入适量盐，抓匀，腌渍10分钟至入味。

2.将腌渍好的鳕鱼块装入盘中，放入烧开的蒸锅中。

3.盖上盖，用大火蒸10分钟至鳕鱼熟透即可。

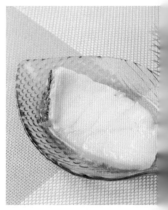

甲鱼

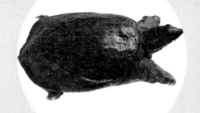

每日食用量 100克

降压元素 蛋白质、维生素D、烟酸、磷、碘、铁、维生素B$_2$

　　甲鱼中含有的这些物质能有效地净化血液，降低体内胆固醇含量，经常食用对高血压患者有很好的保健作用。

降脂元素 氨基酸、锌、钙、磷

　　甲鱼含有的氨基酸和锌可减少胆固醇在体内的蓄积，防止动脉硬化，钙、磷等也可促进胆固醇的分解，因此甲鱼是保护血管、减肥降脂的好食物。

营养功效

　　甲鱼含有18种氨基酸，含有易于吸收的铁、维生素B$_{12}$、叶酸、维生素B$_6$，还含有许多对人的生长和激素代谢有重要作用的锌，以及大量对骨骼、牙齿生长有重要作用的钙等营养成分，具有滋阴壮阳、软坚散结、化瘀和延年益寿的功能。

烧甲鱼

调料：甲鱼块350克，姜片、葱段、蒜末各少许
调料：盐、白糖各3克，鸡粉2克，水淀粉4毫升，料酒5毫升，生抽6毫升，芝麻油、食用油各适量
做法：
1.汆煮处理好的甲鱼块，去血水，捞出沥干水分。
2.热锅注油烧热，倒入姜片、葱段，爆香，倒入甲鱼块，快速翻炒，淋入料酒、生抽，翻炒提鲜。
3.注入适量清水，加入盐、白糖，煮10分钟。
4.倒入蒜末、鸡粉、水淀粉、芝麻油，翻炒片刻即可。

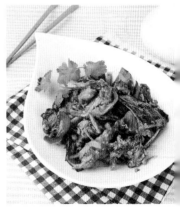

虾

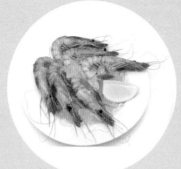

每日食用量 50克

降压元素 镁

虾中含有丰富的镁，镁能很好地保护心血管系统，可减少血液中胆固醇含量，防止动脉粥样硬化，同时还能扩张冠状动脉，有利于预防高血压及心肌梗死。

降脂元素 钙、镁

虾中含钙丰富，可促进脂肪分解；含有的镁元素能促进人体纤维蛋白溶解，扩张血管，抑制凝血块的形成，有利于降低血清胆固醇。

营养功效

虾味道鲜美、营养丰富，其中钙的含量为各种动植物食品之冠，还含微量元素硒，能预防癌症。我国医学认为，虾为补肾壮阳的佳品，对肾虚阳痿、腰膝酸软、四肢无力、产后缺乳、皮肤溃疡、疮痈肿毒等症有很好的防治作用。

葫芦瓜炒虾仁

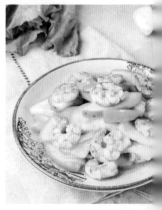

原料：葫芦瓜180克，虾仁60克，姜末、葱段各少许
调料：盐、鸡粉各2克，水淀粉4毫升，芝麻油4毫升，食用油适量
做法：
1.洗净的葫芦瓜切成块，再切片。
2.锅中注入适量清水，大火烧开，倒入洗净的虾仁，汆片刻后捞出，沥干水分，待用。
3.用油起锅，倒入姜末、虾仁、葫芦瓜，加入盐、鸡粉，加少许清水、葱段，淋上水淀粉、芝麻油，炒至食材入味即可。

海蜇

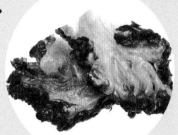

每日食用量 40克

降压元素 甘露多糖胶质、类似乙酰胆碱的物质

海蜇中含有甘露多糖胶质和一种类似乙酰胆碱的物质，这些物质能扩张血管、降低血压，对防治由高血压引起的动脉粥样硬化有一定功效。

降脂元素 甘露多糖胶质

海蜇所含的甘露多糖胶质对防治动脉粥样硬化有一定的功效。

营养功效

海蜇性凉，味咸，归肝、肾经，化痰软坚、平肝解毒，具有扩张血管、消炎散气、润肠消积等作用，可用于支气管引起的咳嗽、支气管哮喘、高血压、风湿性关节炎等病症的辅助食疗。海蜇有极高的药用价值，是一种脂肪含量极低、蛋白质和无机盐类含量丰富的水产品，能清胃化积，还有阻碍血液凝结等作用。

桔梗拌海蜇

原料：水发桔梗100克，熟海蜇丝85克，葱丝、红椒丝各少许

调料：盐2克，胡椒粉、鸡粉各适量，生抽5毫升，陈醋12毫升

做法：

1.将洗净的桔梗切细丝，备用。

2.取一个碗，放入切好的桔梗，倒入备好的海蜇丝。

3.加入少许盐、鸡粉、生抽、陈醋、胡椒粉，搅拌一会儿，至食材入味，盛入盘中，点缀上葱丝、红椒丝即可。

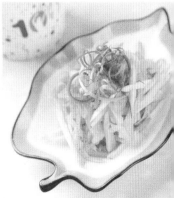

猕猴桃

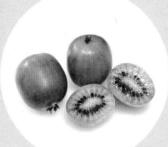

每日食用量 150克

降压元素 维生素C

　　猕猴桃中含有的维生素C具有保护动脉血管内皮细胞免遭体内有害物质损害的作用，还可降低胆固醇及甘油三酯含量，降低血压，保护心血管健康。

降脂元素 膳食纤维、维生素C

　　猕猴桃中含有丰富的膳食纤维与维生素C，膳食纤维可加快脂肪的分解，避免多余的脂肪在体内堆积，维生素C能降低血清总胆固醇和甘油三酯的含量。

营养功效

　　鲜猕猴桃中维生素C的含量在水果中是最高的，还含有丰富的膳食纤维，可加快脂肪的分解，帮助消化、防止便秘，还能干扰黑色素生成，并有助于消除皮肤上的雀斑。经常食用猕猴桃可稳定情绪，促进心脏健康，对高血脂、冠心病、尿道结石也有预防和辅助治疗作用。

猕猴桃雪梨汁

原料：猕猴桃块180克，雪梨块250克

做法：

1.取榨汁机，倒入猕猴桃块、雪梨块、适量清水。

2.选择"榨汁"功能，开始榨汁。

3.将榨好的果汁倒入杯中即可。

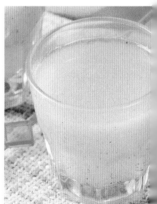

草莓

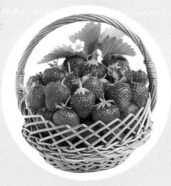

每日食用量 50~80克

降压元素 维生素C、果胶、矿物质

草莓含大量的维生素C，还有果胶和矿物质等多种营养成分，可保护血管，降低血压、血脂。

降脂元素 纤维素、有机酸

草莓中的纤维素可改善便秘、促进胆固醇和脂肪的排泄；有机酸可分解脂肪，降低血脂水平，预防动脉硬化等心脑血管疾病。

营养功效

草莓果肉中含有大量的糖类、蛋白质、有机酸、果胶等，此外还含有丰富的维生素、矿物质，尤其以维生素C含量较高，对动脉硬化、冠心病、心绞痛、脑溢血、高血压、高血脂等都有积极的预防作用。草莓中含有的果胶及纤维素可促进胃肠蠕动，改善便秘，预防痔疮、肠癌的发生。

草莓牛奶羹

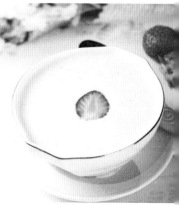

原料：草莓60克，牛奶120毫升

做法：

1.将洗净的草莓去蒂，对半切开，再切成瓣，改切成丁，备用。

2.取榨汁机，选择搅拌刀座组合，将切好的草莓倒入搅拌杯中。

3.放入牛奶，注入适量温开水，盖上盖子。

4.选择"榨汁"功能，榨取果汁。断电后倒出汁液，装入碗中即可。

葡萄

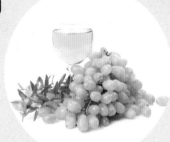

每日食用量 50～80克

降压元素 钾、鞣质

葡萄含有多种矿物质，其中的钾可促进体内钠的排出，使血压下降。鞣质可稀释血液，阻止血栓形成。

降脂元素 有机酸

葡萄中含有多种有机酸，能降低胆固醇，清除体内的自由基，从而减少血液中的胆固醇和甘油三酯，改善血液黏稠度，降低血脂。

营养功效

葡萄主要含有葡萄糖，极易被人体吸收，同时还富含胡萝卜素、维生素B$_1$、维生素B$_2$、维生素C、酒石酸、草酸、柠檬酸、苹果酸及铁、磷、钾等。葡萄中大部分有益物质可以被人体直接吸收，对人体新陈代谢等一系列活动可起到良好的促进作用，还可以阻止健康细胞的癌变，抑制癌细胞扩散。

葡萄苹果沙拉

原料：葡萄80克，去皮苹果150克，圣女果40克，酸奶50克

做法：

1.将圣女果用清水洗净，然后对半切开。

2.将葡萄的枝干摘取掉，然后将每颗葡萄都清洗干净。

3.将苹果洗净，对半切开，去掉中间的籽、核，再切成丁。

4.取一个盘子，摆放上圣女果、葡萄、苹果，浇上酸奶即可。

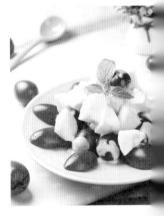

菠萝

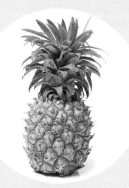

每日食用量 100克

降压元素 粗纤维，钙、钾等矿物质

菠萝中富含钾，能促进体内钠盐的排除，可有效降低血压，对高血压患者有较好的食疗作用。

降脂元素 菠萝朊酶

菠萝中的菠萝朊酶能分解蛋白质，溶解阻塞于组织中的纤维蛋白和血凝块，改善局部的血液循环，消除炎症和水肿。

营养功效

菠萝有溶解阻塞于组织中的纤维蛋白和血凝块的作用，能改善局部的血液循环，消除炎症和水肿。菠萝汁有利尿作用，还可用于治疗支气管炎等症。中医认为，菠萝具有健胃消食、解热、消暑、解酒、降血压、抗癌、补脾止泻、清热解毒等作用，常被用来治疗心脏疾病、烧伤、脓疮和溃疡等，有着很好的效果。

菠萝苦瓜鸡块汤

原料：鸡肉块300克，菠萝肉200克，苦瓜150克，姜片、葱花各少许

调料：盐、鸡粉各2克，料酒6毫升

做法：

1.洗好的苦瓜、菠萝肉切小块。锅中注水烧开，倒入鸡肉块，拌匀，余去血水，捞出鸡肉块，沥干水分。

2.砂锅中注水烧开，倒入鸡肉块、姜片，拌匀，淋入料酒，小火煮35分钟，再倒入苦瓜、菠萝，续煮5分钟。

3.加盐、鸡粉、葱花，拌匀调味即可。

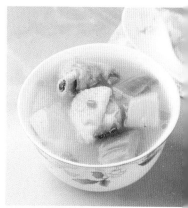

香蕉

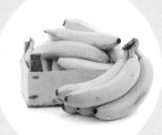

每日食用量 1~2根（75~150克）

降压元素 钾

香蕉属于高钾食物，钾元素能有效对抗钠离子升压及损坏血管的作用，因此多吃香蕉能降低血压，防治高血压和心血管疾病。

降脂元素 膳食纤维、镁

香蕉中富含的膳食纤维、镁可以吸附胆碱，调节脂肪代谢，使肠道对脂肪的吸收率下降，进而降低血脂。

营养功效

香蕉含有丰富的维生素和矿物质，从香蕉中可以很容易地摄取到各种各样的营养素。其中钾的含量丰富，人体缺钾会出现全身软弱无力、胃肠无法蠕动而腹胀。每天吃上一根香蕉，就能满足体内钾的需求，同时还可保护胃肠道，防止血压上升及肌肉痉挛。香蕉还含有镁，具有消除疲劳的功效。

香蕉粥

原料：香蕉1根，大米80克

做法：

1.大米泡发洗净，香蕉去皮切片。

2.锅置火上，注入清水，放入大米，用大火煮至熟。

3.放入香蕉片，用小火煮至食材全熟即可。

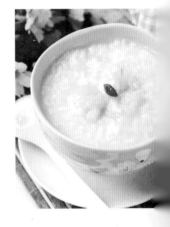

西瓜

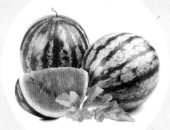

每日食用量 200克

降压元素 瓜氨酸、精氨酸、B族维生素

西瓜果肉中含有瓜氨酸和精氨酸，具有利尿、降压的功效。B族维生素能保护血管，对防治高血压有益。

降脂元素 葡萄糖、多种维生素

西瓜含有葡萄糖和多种维生素，能促进代谢，软化、扩张血管，预防心血管疾病。

营养功效

西瓜多汁味甜，含水量高达96.6%，几乎包含人体所需的各种营养成分，比如含有大量的蔗糖、果糖、葡萄糖，丰富的维生素A、B族维生素和维生素C，大量的有机酸、氨基酸，磷、钙、铁等，还含有少量的脂肪和蛋白质，具有平衡血压、预防癌症、促进新陈代谢、软化和扩张血管、调节心脏功能等作用。

火龙果西瓜汁

原料：西瓜130克，火龙果80克

做法：

1.西瓜切开，去皮，取出果肉，再切成小块；火龙果切开，取出果肉，切成小块，备用。

2.取榨汁机，选择搅拌刀座组合，放入切好的果肉，倒入适量纯净水，盖上盖。

3.选择"榨汁"功能，榨取果汁。

4.断电后揭开盖，将榨好的果汁倒入碗中，即可食用。

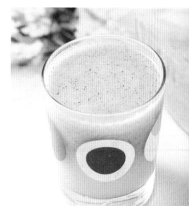

山楂

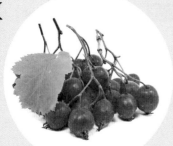

每日食用量 3~4个

降压元素 柠檬酸、山楂酸、类黄酮

山楂含有的柠檬酸、山楂酸、类黄酮具有利尿、扩张血管、降低血压的作用。

降脂元素 有机酸、降脂酶

山楂中所含的有机酸、降脂酶能增强酶的作用，能促进肉食消化，有助于胆固醇转化，具有明显的降脂作用，对防治高胆固醇和甘油三酯有较好的疗效。

营养功效

山楂含有糖类、蛋白质、维生素、苹果酸、钙、铁等营养成分，具有健脾开胃、消食化滞等功效。山楂还可以利胆汁，促进胃液分泌。对于吃肉食或油腻食物后感到饱胀的人，吃些山楂制品有消食的作用。

山楂银芽

原料：山楂30克，绿豆芽70克，黄瓜120克，芹菜50克

调料：白糖、水淀粉、食用油各适量

做法：

1.用油起锅，倒入洗净的山楂，略炒片刻。

2.放入黄瓜丝炒至熟软，下入绿豆芽，倒入芹菜段，翻炒均匀。

3.加入白糖炒匀，倒入水淀粉，拌炒至食材熟透即可。

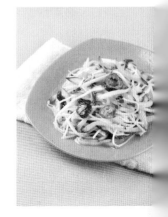

木瓜

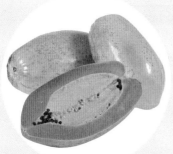

每日食用量 100克

降压元素 有机酸、维生素C、木瓜蛋白酶

　　木瓜含有各种有机酸、大量的维生素C，可保持血管弹性，降压降脂。所含的木瓜蛋白酶可以促进人体对食物的消化和吸收，还能分解脂肪，促进新陈代谢。

降脂元素 膳食纤维、类黄酮

　　木瓜含有膳食纤维，可降低血液中的胆固醇含量；含有的类黄酮能降低血清低密度脂蛋白胆固醇及总胆固醇，从而降低血脂。

营养功效

　　木瓜还具有护肝降酶、抗炎抑菌、降低血脂的作用。木瓜酶对乳腺发育很有助益，有催奶通乳的功效。常食木瓜还能清洁皮肤、美容、护肤、乌发、减肥、丰胸。

木瓜鲤鱼汤

原料：鲤鱼肉350克，木瓜300克，红枣6颗，姜片少许
调料：盐、鸡粉各2克，料酒4毫升，食用油适量
做法：

1.木瓜洗净，去皮、去籽，切成滚刀块；红枣洗净，去核备用。鲤鱼刮鳞，去鳃及内脏后洗净，沥干水分。

2.锅内倒油烧至六成热，放入姜片煸香，放入鲤鱼煎至两面微黄。

3.砂锅内倒入适量清水，大火烧沸，放入鲤鱼、木瓜块、红枣、料酒、盐，转小火煲2小时，加入鸡粉即可。

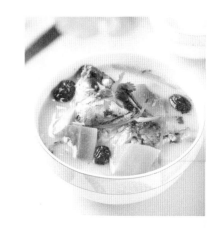

石榴

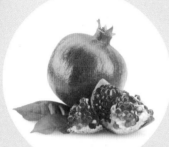

每日食用量 1个

降压元素 维生素C、蛋白质

　　石榴的维生素C含量较高，可软化血管，降低血脂、胆固醇，缓解高血压症状。石榴所含的蛋白质也能抑制血压升高，预防血栓形成。

降脂元素 多种有机酸

　　石榴所含的多种有机酸可分解脂肪，降低胆固醇含量，降低血脂水平。

营养功效

　　石榴含有碳水化合物、蛋白质、维生素B$_1$、维生素B$_2$、维生素C及钙、磷、铁等，维生素C的含量比苹果、梨高1~2倍。石榴有明显的收敛作用，能够涩肠止血，具有良好的抑菌作用，是治疗腹泻、出血的佳品。

石榴汁

原料：石榴2个

做法：

1.将石榴外皮洗净，剖开取果肉。

2.将石榴果肉放入榨汁机中，榨取出汁液，过滤后倒入杯中即可。

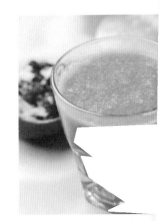

莲子

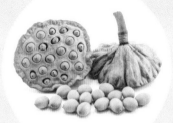

每日食用量 30克

降压元素 生物碱、钾

　　莲子中含有生物碱，具有降低血压的功效。生物碱的降压功效主要是通过释放组胺，使血管扩张，从而降低血压。

降脂元素 镁

　　莲子富含镁等矿物质，可防止钙离子沉积在血管壁上，预防血栓形成。

营养功效

　　莲子含有莲心碱、蛋白质、钙、磷、钾、脂肪、铁盐等成分，具有补脾止泻、养心安神、促进凝血等功效。莲子含有多种无机盐和维生素及丰富的钙和钾，不仅能固齿，还具有促进凝血、使某些酶活化、维持神经传导性、维持肌肉的伸缩性和心跳的节律、安神养心等作用。

瘦肉莲子汤

原料：猪瘦肉200克，莲子40克，胡萝卜50克，党参15克

调料：盐2克，鸡粉2克，胡椒粉少许

做法：

1.洗好的胡萝卜切成小块，洗净的猪瘦肉切片，备用。

2.砂锅中注入适量清水，加入莲子、党参、胡萝卜。

3.放入瘦肉，拌匀；盖上锅盖，用小火煮30分钟。

4.揭开盖，放入少许盐、鸡粉、胡椒粉，搅拌拌匀，至食材入味，即可食用。

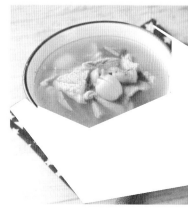

板栗

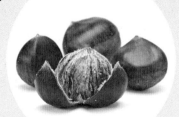

每日食用量 50克

降压元素 维生素C、B族维生素

　　板栗中含有丰富的维生素C和B族维生素，能防癌抗癌，防止血栓形成。因动脉硬化所引起的高血压患者可多食用板栗。

降脂元素 不饱和脂肪酸

　　板栗中含有不饱和脂肪酸，可以降低血清总胆固醇和低密度脂蛋白胆固醇的含量，且不会造成体重的增加，非常适合高血脂患者食用。

营养功效

　　板栗含有蛋白质、胡萝卜素、维生素、钙、磷、钾等营养成分，有良好的营养滋补作用，具有养胃健脾、强筋活血、止血消肿等功效。

南瓜红萝卜栗子汤

原料：南瓜块50克，玉米段30克，胡萝卜块30克，板栗肉30克，猪骨100克，高汤适量

调料：盐少许

做法：

1.锅中注水烧开，倒入猪骨，汆煮片刻，捞出过冷水。

2.砂锅中倒入适量高汤烧开，倒入猪骨，加入板栗肉、南瓜、胡萝卜、玉米。

3.盖上锅盖，烧开后煮15分钟，再转中火煮2~3小时至食材熟软，揭盖，加入少许盐调味即可。

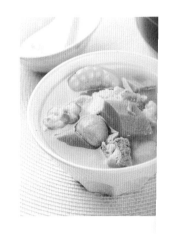

腰果

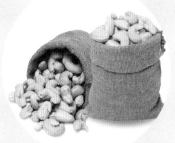

每日食用量 10~15颗

降压元素 B族维生素、钾、硒、镁

腰果中含有的B族维生素能保护血管结构与功能，钾能排除多余的钠，稳定血压，硒和镁元素可防止脂肪、钙离子在血管壁上的沉积，维护血管健康，有利于血压保持正常。

降脂元素 不饱和脂肪酸

腰果中的脂肪主要为不饱和脂肪酸，可降低血液中胆固醇、甘油三酯和低密度脂蛋白含量，从而能降低血脂。不饱和脂肪酸还可以保护血管，预防多种心血管疾病。

营养功效

腰果含有丰富的维生素A，能防治夜盲症、眼干燥症，并能增强人体抗病能力、防治肿瘤。腰果中的不饱和脂肪酸可预防动脉硬化、心血管病，而亚麻油酸则可预防心脏病、脑卒中，是难得的长寿之品。

腰果炒空心菜

原料：空心菜200克，腰果20克，蒜末适量

调料：盐、鸡粉各2克，橄榄油、食用油各适量

做法：

1.热锅注油，烧至三四成热，放入腰果，炸至微黄色，捞出，装盘备用。

2.用橄榄油起锅，放入蒜末，爆香。

3.倒入洗净切好的空心菜，炒匀，加入盐、鸡粉，炒至空心菜熟软盛出，撒上腰果即可。

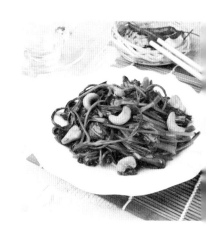

大蒜

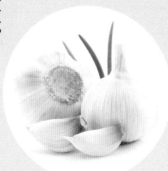

每日食用量 2～3瓣

降压元素 硒、蒜素

　　大蒜中含有硒和蒜素，这两种物质都有助于降压，使血压保持在正常水平。

降脂元素 蒜素、含硫化合物

　　大蒜中所含有的蒜素能降低血液中低密度脂蛋白胆固醇的含量，从大蒜中提取的含硫化合物具有较强的抗血小板聚集的作用，能降低血液黏稠度，预防中风的发生。

营养功效

　　大蒜有调节胰岛素、抑制癌瘤、防癌的作用，还可防止血栓的形成。常食大蒜能延缓衰老，它的抗氧化性优于人参，经常接触铅或有铅中毒倾向的人食用大蒜，能有效地预防铅中毒。

蒜蓉粉丝蒸鲍鱼

原料：鲍鱼150克，水发粉丝50克，蒜末、葱花各少许

调料：盐2克，鸡粉少许，生粉8克，食用油适量

做法：

1.粉丝切小段，分开鲍鱼的肉和壳。

2.将蒜末倒入碗中，加入盐、鸡粉、食用油、生粉拌匀，制成味汁。

3.将鲍鱼肉塞入壳中，放入粉丝、味汁，放于蒸盘上。

4.蒸锅注入适量清水烧开，放入蒸盘，蒸至食材熟透后取出，撒上葱花，淋上热油即可。

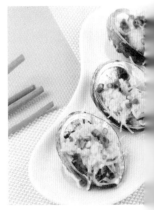

南瓜子

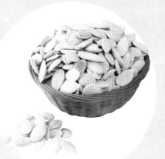

每日食用量 50克

降压元素 锌、镁、B族维生素

南瓜子的锌元素含量较丰富，能减少胆固醇的沉积，稳定血压；镁可保护血管，减缓由血压升高带来的压力；B族维生素具有降压的作用。

降脂元素 胡萝卜素、不饱和脂肪酸

南瓜中的脂肪酸多为不饱和脂肪酸，和胡萝卜素一起，能降低胆固醇和脂肪在血液中的含量，有效防止高脂血症的发生。

营养功效

南瓜子富含脂肪酸、胡萝卜素、B族维生素及镁、锌等多种矿物质，其中丰富的锌能治疗男性前列腺的肿瘤病变。南瓜子还含有泛酸，可以缓解静止性心绞痛，并有降压的作用。南瓜子有相当好的杀虫效用，对急性血吸虫患者产生的发热、食欲不振等症状有缓和作用。

南瓜子小米粥

原料：南瓜子30克，水发小米120克，水发大米150克
调料：盐2克
做法：

1.炒锅烧热，倒入南瓜子，用小火炒出香味后盛出捣碎。

2.砂锅中注入适量清水烧热，倒入洗净的小米、大米，搅拌匀。

3.盖上盖，烧开后用小火煮30分钟至食材熟透。

4.揭开盖，倒入南瓜子末，搅拌匀，放入少许盐，拌匀调味即可。

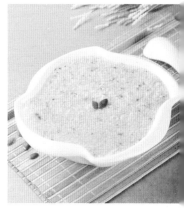

醋

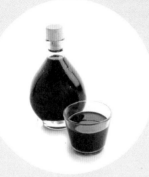

每日食用量 10~20毫升

降压元素 钾、精氨酸

醋里含有矿物质钾，可以帮助身体排出过剩的钠，达到预防高血压的目的。醋还含有精氨酸，具有降低血压的功效。

降脂元素 烟酸

醋中所含有的烟酸等物质能软化血管，并有效促进胆固醇经肠道随粪便排出，使血胆固醇含量下降，从而降低血脂。

营养功效

醋含有对人体有益的一些成分，如乳酸、葡萄糖酸、琥珀酸、氨基酸、钙、铁等。醋可以促进人体消化液的分泌，软化血管。醋有很强的杀菌能力，对一些肠道疾病、伤寒、流行性感冒等有预防作用。醋对肝脏也有良好的保护作用，还能改善皮肤供血，对抗衰老。

醋熘莴笋

原料：莴笋200克

调料：盐3克，白醋、水淀粉、食用油各适量

做法：

1.洗净去皮的莴笋切薄片，再切成丝，备用。

2.用油起锅，放入莴笋丝，炒匀。

3.加入盐、白醋，炒匀调味。

4.倒入水淀粉，翻炒匀，关火后盛出炒好的菜肴，装入盘中即可。

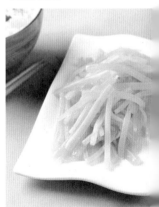

红茶

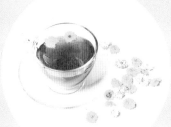

每日食用量 5~10克

降压元素 茶多酚物质

红茶中的茶多酚物质能舒张血管，有助于稳定血压。

降脂元素 黄酮类化合物

红茶含有消除自由基、抗氧化作用的黄酮类化合物，可保护心脏，降低低密度脂蛋白，防止血液、血小板凝结成块，从而起到降血脂、防治动脉硬化的作用。

营养功效

红茶属于全发酵茶，含有蛋白质、碳水化合物、茶多酚等营养物质。红茶中的多酚类能够防治骨质疏松症，经常饮用会使骨骼强壮。红茶含有抗氧化的营养成分，有较强的防治心肌梗死的效用，还能抗衰老、强身补虚。中医认为，红茶味苦、甘，性温，能利尿提神、消除疲劳，适用于精神不振、消化不良等症。

柠檬红茶

原料：柠檬片15克，红茶叶4克

调理：蜂蜜少许

做法：

1.取一个茶杯，放入红茶叶，加入少许开水，冲洗一下，滤出水分。

2.杯中加入备好的柠檬片，再注入适量开水至八九分满，盖上盖，泡约5分钟。

3.揭盖，加入少许蜂蜜调匀即可。

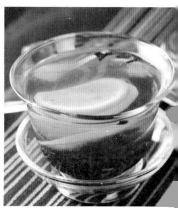

绿茶

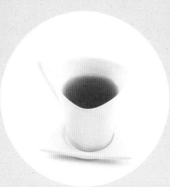

每日食用量 5克

降压元素 茶氨酸、茶多酚物质

　　绿茶含有的茶多酚物质能减缓肠内糖类的吸收，有利于减肥瘦身，还具有较强的抑制转换酶活性的作用，能防止血管被氧化，可降低血压或保持血压稳定。而茶氨酸能护肝、抗氧化，也能安定心神、稳定血压。

降脂元素 茶多酚

　　茶多酚对人体脂肪代谢有着重要作用，能防止血管内壁脂肪沉积，降低血浆中的总胆固醇、甘油三酯含量，从而达到降压降脂和预防动脉硬化等心血管疾病的目的。

营养功效

　　茶氨酸的溶出率与水温、时间密切相关，用凉开水浸泡30分钟可使溶出率达到61%左右。绿茶的老叶含儿茶素较丰富，有较强的抗自由基作用，对癌症防治有效。儿茶素的溶出率则随水温升高而增多，所以宜用开水冲泡。

牛蒡子降脂茶

原料：牛蒡子7克，枸杞10克，绿茶叶少许

做法：

1.砂锅中注入适量清水烧开，放入牛蒡子、枸杞。

2.盖上锅盖，用小火煮约10分钟，至其析出有效成分。揭开盖，用中火保温，备用。

3.取一个茶杯，放入绿茶叶，盛入砂锅中的药汁，至八九分满。

4.盖上茶杯盖，泡约5分钟即可。

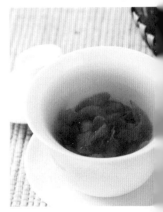

玉米油

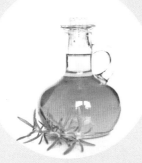

每日食用量 25毫升

降压元素 维生素、植物固醇、不饱和脂肪酸

玉米油含多种维生素，维生素可促进血液循环，防止胆固醇在血管内沉积，降低心血管疾病。其含有的植物固醇可保护血管，不饱和脂肪酸可以降低人体中的胆固醇、降低血压。

降脂元素 不饱和脂肪酸、植物固醇

玉米油所含的不饱和脂肪酸和植物固醇能促进胆固醇的代谢，调节血脂，对降低血浆胆固醇和预防冠心病有一定作用。

营养功效

玉米油是以玉米胚芽为原料精制而成，油色澄清透明，营养价值高，有"健康油""长寿油"之称。玉米油富含不饱和脂肪酸、维生素A、维生素D、维生素E等营养成分，在不饱和脂肪酸中，多以亚油酸和亚麻酸为主。

荷塘炒锦绣

原料：莲藕100克，水发木耳、彩椒、扁豆、芦笋各50克，鲜百合40克

调料：玉米油、盐、蒜片各少许

做法：

1.将莲藕去皮切片，扁豆斜切成条，入沸水中焯烫。

2.木耳、彩椒均洗净切片，芦笋切段，百合剥瓣洗净。

3.锅中放入玉米油烧热，爆香蒜片，倒入莲藕、木耳、彩椒、扁豆、芦笋和百合，翻炒至熟后加盐调味即可。

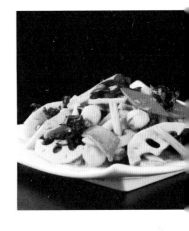

葵花籽油

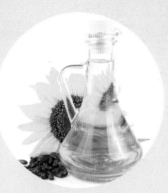

每日食用量 25毫升

降压元素 维生素E、亚油酸

　　葵花籽油中维生素E的含量在所有主要植物油中最高，且与亚油酸比例均衡，便于人体吸收利用，具有调节新陈代谢、维持血压平衡、降低血液中胆固醇的作用。

降脂元素 亚油酸、磷脂、植物固醇、胡萝卜素

　　葵花籽油是以高含量的亚油酸著称的健康食用油。亚油酸、胡萝卜素可以降低血清中胆固醇和甘油三酯水平，防止血管硬化和预防冠心病的作用。磷脂和植物固醇也能防止血清胆固醇升高。葵花籽油是预防血压、血脂升高的健康油脂。

营养功效

　　葵花籽油90%是不饱和脂肪酸，其中亚油酸占66%左右，还含有多种维生素A、B族维生素、维生素D、维生素E、植物固醇、磷脂、胡萝卜素及钾、磷、铁、镁等营养成分。常食有助于人体发育和生理调节，保护皮肤健康，治疗夜盲症。

家乡蒸茄子

原料：紫茄子350克，猪肉60克，葱丝、红椒丝、姜末、蒜末、葱花各少许

调料：葵花籽油、盐、生抽、醋各适量

做法：

1.紫茄子洗净，剖开，切成条，均匀撒入盐拌匀。

2.猪肉洗净，剁成泥，拌入茄条中，装入盘中，放入蒸锅，蒸至茄条、猪肉熟软，撒入葱丝、红椒丝。

3.锅中倒入葵花籽油烧热，爆香蒜末、葱花，加入生抽、醋烧沸，倒入碗中，食用时淋在茄条上拌匀即可。

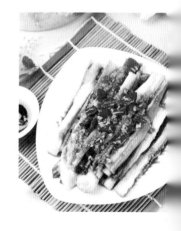

橄榄油

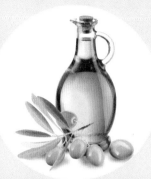

每日食用量 30毫升

降压元素 维生素E、不饱和脂肪酸

橄榄油含有的维生素E能保护血管，防止血管被氧化；且含有较多的不饱和脂肪酸，能降低血压，防止血栓形成。

降脂元素 不饱和脂肪酸

橄榄油中富含不饱和脂肪酸，能降低血清胆固醇和低密度脂蛋白胆固醇的含量，不改变（甚至会提高）高密度脂蛋白胆固醇，从而预防和阻止脂肪团的形成，调节血脂，加上橄榄油不含胆固醇，因而是预防心血管疾病极佳的油类。

营养功效

橄榄油含有比任何植物油都要高的不饱和脂肪酸、多种维生素和胡萝卜素等脂溶性维生素及抗氧化物等多种成分，有改善消化系统功能、促进代谢等作用。橄榄油还能促进血液循环，阻止动脉粥样硬化，降低血压，调节血脂。

橄榄油蔬菜沙拉

原料：鲜玉米粒90克，圣女果120克，鸡蛋白、黄瓜、生菜各适量

调料：沙拉酱10克，白糖7克，凉拌醋、盐、橄榄油各少许

做法：

1.黄瓜切片；生菜切碎；圣女果对半切开；鸡蛋白切小块；将玉米粒煮断生，捞出；取黄瓜片，装饰盘子边沿。

2.把玉米粒装入碗中，放入圣女果、黄瓜、蛋白，加入沙拉酱、白糖、凉拌醋，放入盐、橄榄油，拌入味。

3.盛出拌好的食材，装入装饰好的盘中，撒上生菜即可。

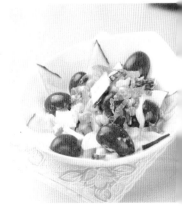

芝麻油

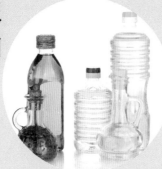

每日食用量 10~20毫升

降压元素 维生素E、卵磷脂

芝麻油所含有的维生素E、卵磷脂等可保护血管，防治高血压疾病。研究显示，常食芝麻油可明显降低高血压的发病率。

降脂元素 亚油酸

芝麻油所含有的亚油酸属于不饱和脂肪酸，可促进胆固醇的代谢，防治动脉粥样硬化。常食用芝麻油能预防高脂血症及脑血管病变的发生。

营养功效

芝麻油中含有40%左右的亚油酸等不饱和脂肪酸，容易被人体分解吸收和利用，以促进胆固醇的代谢，并有助于消除动脉血管壁上的沉积物。芝麻油所含的大量油脂还有很好的润肠通便作用，对便秘有一定的预防作用和疗效。

芝麻油拌卤豆腐皮

原料：豆腐皮230克，黄瓜60克

调料：卤水350毫升，芝麻油适量

做法：

1.洗净的豆腐皮切细丝；黄瓜切片，改切成丝。

2.锅烧热，倒入卤水，放入豆腐皮，加盖，大火烧开后转小火卤约20分钟至熟。

3.揭盖，关火后将豆腐皮装入碗中，放凉后滤去卤水。

4.将豆腐皮放入碗中，倒入黄瓜，淋上芝麻油，用筷子搅拌均匀即可。

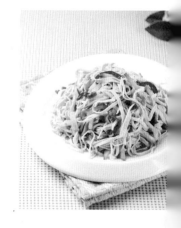

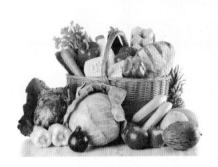

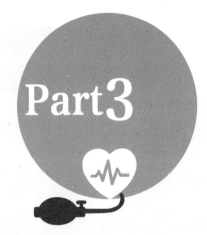

Part3

饮食有计划，
降低血糖不肥胖

糖尿病在中国已成为继心血管疾病和癌症之后的第三大致死疾病。事实上，糖尿病是由不良的饮食和生活习惯引起的疾病，是典型的富贵病。因此，正确地了解糖尿病的相关知识，把握科学合理的饮食原则和方法，从食疗着手降低血糖。在本章中，专家将为您解答关于糖尿病的一些疑问，详细介绍糖尿病患者应该注意的饮食原则和宜忌。

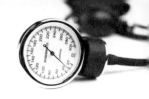

高血糖疾病知识百问百答

什么是糖尿病

　　糖尿病是一组以血浆葡萄糖（简称血糖）水平升高为特征的代谢性疾病群，临床上以高血糖为主要特点，主要症状可概括为"三多一少"，即多饮、多食、多尿、体重减少。然而，并非患有糖尿病就必然会出现这些症状，有些人或许只出现其中一项或两项症状，程度轻重也各有差异。当这些症状出现时，就表示已由糖尿病的前期症状演变为糖尿病。糖尿病除5%的人群属遗传外，大部分是后天生成的。随着社会的进步和发展，人们生活水平越来越高，摄取高脂肪、高热量的饮食过多，平时又缺乏运动，生活无规律，导致肥胖，引起血黏度、三酰甘油和胆固醇升高，致使脂代谢紊乱，引起糖耐量异常，从而患上糖尿病。

糖尿病有哪些症状

　　糖尿病症状可总结为"三多一少"，所谓"三多"是指"多饮、多食、多尿"，"一少"指"体重减少"。

　　多食：由于大量糖分随尿液丢失，机体处于半饥饿状态，能量缺乏需要补充，从而引起食欲亢进、食量增加。同时又因高血糖刺激胰岛素分泌，因而病人易产生饥饿感，主食、副食比正常人明显增多，还不能满足食欲。

　　多饮：由于尿量增多致水分丢失过多，发生细胞内脱水，刺激口渴中枢神经，出现烦渴多饮，饮水量和饮水次数都增多，以此补充水分。排尿越多，饮水也越多，形成正比关系。

　　多尿：尿量增多，每昼夜尿量达3000～5000毫升，最高可达10000毫升以上。排尿次数也增多，一两个小时就可能小便一次，有的病人甚至每昼夜可达30余次。

　　消瘦：由于胰岛素不足，机体不能充分利用葡萄糖，只能使脂肪和蛋白质加速分解来补充能量和热量。体内碳水化合物、脂肪及蛋白质被大量消耗，再加上水分的丢失，病人就会体重减轻、形体消瘦，严重者体重可下降数5千克。同样，病程时间越长，血糖越高，消瘦就越明显。

如何诊断是否患有糖尿病

满足以下任意一个条件者均可诊断为糖尿病：

①有多饮、多尿、多食以及体重减轻的症状，而且任意时间的血糖值≥11.1毫摩尔/升。

②空腹血糖≥7.0毫摩尔/升，伴"三多一少"症状。

③口服葡萄糖耐量试验（OGTT），餐后2小时血糖值≥11.1毫摩尔/升，伴或不伴"三多一少"症状。

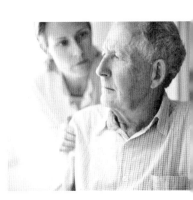

哪些人群易患上糖尿病

目前，国内外的专家学者均认为，肥胖、运动不足、生活不规律是糖尿病的三大致病要素。糖尿病的易感人群是指目前血糖正常，但患糖尿病可能性较大的人群，包括以下9类：①其血缘亲属，尤其父母亲是糖尿病患者的人；②过度肥胖，尤其是腹部肥胖者；③分娩过4千克以上巨大婴儿的妇女；④年龄在40岁以上者；⑤吸烟、嗜酒者；⑥缺少体育活动者；⑦患有高血压、冠心病者或血脂、血尿酸不正常者；⑧有胰腺疾患或胆结石症者；⑨血糖不正常或糖耐量降低者。

除了以上9类人需要预防患上糖尿病外，年轻人也要警惕"高血糖"。年轻人忽视对自身健康的关注，经常性的熬夜、抽烟、喝酒等都能致使高血糖，甚至并发高血压、高血脂等疾病。

为什么熬夜会诱发糖尿病

熬夜则是对身体的一种慢性危害，会严重危害人体细胞的正常代谢，造成内分泌功能紊乱。而且，熬夜前，大家可能会有一个习惯，那就是要饱餐一顿。晚餐过饱会引起胆固醇升高，而长期晚餐过饱、热量摄入过多，则会刺激胰岛素大量分泌，造成胰岛β细胞提前衰竭，诱发糖尿病。要注意作息规律，保持充足的睡眠。尽量不要晚上熬夜加班或应酬，然后白天补觉，这样会造成生物钟紊乱，应该提高工作效率，尽量减少加班，把不必要的应酬推掉，最好保证每晚睡眠7~8个小时。

糖尿病有哪些类型及危害

糖尿病的类型可分为4种：①1型糖尿病，以前也称胰岛素依赖型糖尿病，其发病是因为胰岛细胞受到破坏，不能正常分泌胰岛素。②2型糖尿病，也叫成人发病型糖尿病，多在35～40岁或之后发病，占糖尿病患者的90%以上。2型糖尿病患者体内产生胰岛素的能力只是部分丧失，有的患者体内胰岛素甚至产生过多，但胰岛素的作用效果却很差，使患者体内的胰岛素相对缺乏。③妊娠糖尿病是指妇女在怀孕期间患上的糖尿病。临床数据显示有2%～3%的女性在怀孕期间会患上糖尿病，患者在妊娠之后糖尿病症状会自动消失。④其他特殊类型的糖尿病。其他型是指既非1型也非2型，又与妊娠无关的糖尿病，包括胰腺疾病或内分泌疾病引起的糖尿病、药物引起的糖尿病以及遗传疾病伴有的糖尿病等。其他特殊类型的糖尿病虽然病因复杂，但患者还不到糖尿病患者总数的1%。

糖是为大脑、心脏等重要脏器提供热量的主要来源。一旦糖代谢发生紊乱，就会造成机体三大物质代谢紊乱，甚至危及生命。以下是糖尿病的危害：

①脂肪代谢紊乱。血糖浓度高到超过肾糖阈时，部分葡萄糖不能被肾小管吸收，会通过尿液的排出而流失，机体就开始动用脂肪供给热量。但由于机体胰岛素的缺乏或对胰岛素不敏感，又引起了脂肪代谢紊乱，脂肪组织大量分解，随之产生的酮体在体内脂肪分解后堆积，可使血酮体升高，造成酮血症，甚至造成酮症酸中毒及昏迷。

②患者抵抗力下降，容易患其他疾病。人体抵抗疾病的抗体是由蛋白质合成的。糖代谢紊乱时，肌肉和肝脏的蛋白质合成减少，分解增加，呈负氮平衡状态，所以抗体形成减少，抵抗力下降。糖尿病患者容易患结核病、皮肤坏疽、毛囊炎、泌尿系统感染及真菌性阴道炎等病症。

③电解质紊乱，可能危及生命。糖尿病患者存在的长期高血糖状态可增加渗透压，使大量水、钠、钾、镁等电解质从尿中排出，引起患者体内水及电解质代谢紊乱。当血糖过高时，还可引起高渗性昏迷、酮症酸中毒昏迷、乳酸性酸中毒昏迷等，如果抢救不及时常常会导致死亡。

④引发血管、神经并发症。糖尿病患者慢性高血糖还可导致毛细血管基底膜糖蛋白合成增加，基底膜增厚，血管内皮细胞增生，周围细胞蜕变，管壁薄弱，通透性增加，加上脱水、血液黏性增加和血流缓慢等，可引起糖尿病视网膜病变、糖尿病肾病、糖尿病神经病变和糖尿病性心脏病等并发症，还可能引发冠心病、动脉粥样硬化、下肢动脉硬化及脑血管病变等。

⑤病情加重，影响正常生活。长期高血糖状态对胰岛细胞不断刺激，加重了胰岛细胞的负担，使胰岛功能衰竭，病情进一步加重，进入恶性循环。

糖尿病有哪些警告信号

（1）反复发生皮肤痈肿或感染经久不愈者；

（2）女性顽固性外阴瘙痒，更年期妇女的内衣裤有白霜，或裤脚上有尿迹白霜；

（3）四肢麻木、刺痛，对冷热感觉迟钝；

（4）视力出现障碍，如视物模糊、眼前飞蚊症、青光眼、白内障、视网膜病；

（5）小便次数增多，特别是夜尿增多，遗尿或排尿无力，长期反复发作的尿频、尿急、尿痛等；

（6）男性阳痿、性功能减退，女性闭经或月经紊乱；

（7）50岁以上有原发性高血压、冠心病、脑血管病、高脂血症、高尿酸血症、痛风、胰岛素抵抗者；

（8）肥胖或超重者，尤其是中度以上肥胖、腹型肥胖（啤酒肚、将军肚）、平常缺乏运动者；

（9）无明显原因餐前出现乏力、多汗、颤抖和饥饿感等低血糖症状；

（10）妇女生过巨大胎儿或发生过多次流产、死胎；

（11）反复发作的慢性胰腺炎、肝炎、肝硬化者，有胰腺手术、外伤病史者；

（12）有糖尿病家族史者或有妊娠糖尿病史的妇女；

（13）有内分泌疾病者，特别是功能亢进的内分泌疾病；

（14）有长期高糖饮食或静脉输注葡萄糖，长期摄入高热量饮食者；

（15）有某些自身免疫疾病而长期服用皮质激素类药物者；

（16）难治性结核病反复治疗不愈者，特别是肺结核患者；

（17）口干、口渴，口腔黏膜有瘀点、瘀斑、水肿，口内有烧灼感者。

多饮多尿必定是糖尿病吗

有的人排尿多，喝得多，尿中却没有糖，血糖正常，这是由于调节尿量的神经失调，成为精神性多饮或精神性多尿。尿崩症病人每日饮水量可达8000～10000毫升，若限制饮水数小时，则会引起严重脱水，体重明显减轻。另外，慢性肾炎及肾盂肾炎等严重肾脏疾病患者也会有尿量增多的症状。此外，天气炎热、出汗过多也会喝得多，气候特别冷时会尿得多，老年人往往夜间尿多。因此，单纯的多尿多饮不一定是糖尿病。

出现糖尿就是患糖尿病吗

糖尿病患者会出现糖尿，但是尿内有糖不一定就是糖尿病，因为引起糖尿的原因不仅仅是糖尿病。如人饿了几天，然后突然间进食很多东西，会由于胰岛素不能及时分泌而出现暂时性的糖尿；短时间内食用大量的甜食、蜂蜜或糖等，肾的先天性缺陷致使肾阈值过低，妊娠妇女等情况，也均有可能出现糖尿。

糖尿病能够彻底治疗吗

糖尿病是一种全身慢性进行性疾病，在目前的医学条件下，糖尿病不易根治或彻底治愈，需要终生治疗。但是，只要树立起战胜疾病的信心，坚持长期治疗，保持规律的生活、控制好饮食、防止并发症的发生，同时克服悲观等不良的心理因素，糖尿病患者就能很好地控制病情，并且还可像正常人一样生活、活动。

哪些人需要到医院检查是否患有糖尿病

有以下情况者，应该及时到医院做检查：体重减轻而找不到原因者；有糖尿病家族史且年龄≥40岁者；有分娩巨大婴儿（体重＞4千克）史者；有妊娠并发症，如多次流产、妊娠中毒症、羊水过多、胎死宫内、死产等；有反应性低血糖者；肢体溃疡持久不愈者；肥胖者；年龄超过50岁者；反复不愈的疖肿、痈或疖病患者，不易治好的肺结核病人；视力有变化者；经常患泌尿系感染、反复发作者；冠心病、脑血管病、高血压病等患者。

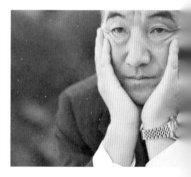

◐什么是葡萄糖耐量试验

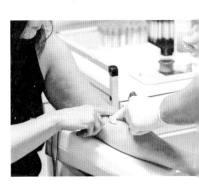

葡萄糖耐量试验的方法从原理上讲可以通过注射或口服葡萄糖方法进行，但静脉给糖常是一种非生理摄糖方法，故临床常用的是口服方法，又称口服葡萄糖耐量测试（OGTT）。

检查方法：试验当天，空腹静脉取血后，在5分钟之内口服300毫升含75克葡萄糖的糖水，喝糖水后30分钟、1小时、2小时、3小时分别取静脉血一次，测量血糖值。

检查前准备：试验前一天起禁用咖啡或茶，不宜饮酒和吸烟。试验前患者应禁食10~16小时，但允许饮水。

参考值范围：口服葡萄糖75克，30~60分钟后＞11.1毫摩/升，120分钟＜7.8毫摩/升，180分钟恢复正常。

医生特别提醒：

适合做OGTT的人群包括：年龄＞45岁，并且空腹血糖≥5.5毫摩尔/升者；尿糖阳性，怀疑有糖尿病伴有空腹或随机血糖升高，但又不符合糖尿病诊断标准者；有糖尿病家族史者；肥胖、血脂紊乱、高血压、高尿酸血症者；反复早产、死胎、巨婴、难产、流产的经产妇等疑有糖尿病者；屡发皮肤疖肿、皮肤感染，泌尿系统感染者等可疑糖尿病者。

◐使用血糖仪时需要注意些什么

血糖仪又称血糖计，是一种测量血糖水平的电子仪器。使用血糖仪时要注意以下几点：

①测血糖前应让手臂自然下垂1~20秒，让手指尖血液充沛，要用温水洗手。

②采血时，应将采血器紧压在手指皮肤上，然后快速将采血针弹出。

③应选择以手指头两侧的某一点为穿刺部位，避免选择手指正中和指间。

④酒精会感染所得的监测数据，所以一定要等酒精充分干燥后才进行穿刺。

⑤穿刺完不可挤压穿刺部位，应让血液自然流出，如出血量不够，可使手指下垂，亦可轻轻按压手指的跟部，促使血液流出，但出血量不应过多，以免影响测定结果。

⑥注意保管好仪器，注意防潮，保持清洁，定期验证仪器的准确性。

糖尿病患者能不能怀孕

　　妊娠会加重糖尿病，使代谢紊乱恶化，而糖尿病又可加剧孕妇及胎儿、新生儿的并发症，导致孕妇及新生儿死亡率远远大于非糖尿病患者。如决心要小孩，应先使用避孕工具避孕三个月，严格控制代谢紊乱，使血糖保持正常或接近正常，然后再考虑妊娠。如果出现严重并发症时，患者应尽量避孕，怀孕者应终止妊娠，同时绝育。

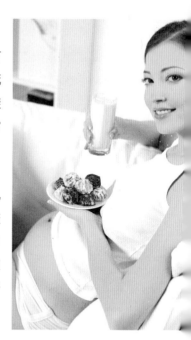

　　虽然糖尿病患者不适宜怀孕，但是糖尿病妈妈的母乳对宝宝影响不大，可母乳喂养。这是因为胰岛素的分子较大，不会对乳汁的质量造成什么影响，而且即使在母乳中含有少量胰岛素，宝宝的消化道也会将其破坏掉，不会被吸收。但要注意的是，糖尿病妈妈在母乳喂养期间，最好选择人工胰岛素，而不要用动物胰岛素或胰岛素类似物。

糖尿病患者可以出门旅游吗

　　可以。糖尿病患者是可以像正常人一样生活、工作的，所以出差和旅游也是可以的。但需注意以下问题：①外出前，应先请医生全面检查一下身体，再确定可否出行，备齐糖尿病常用药物、仪器等。②旅行过程中要防止感冒、腹泻，可随身带些感冒药和止泻药。③晕车、晕船的人可用乘晕宁，在上车前半小时口服。④行动要稳，避免外伤和其他事故。⑤最好有人陪同，如果出现意外事故可及时予以帮助。

糖尿病患者能做运动吗

　　糖尿病患者的运动必须在医生指导下进行，根据年龄、身体条件和病情的不同，所做运动的剧烈程度也因人而异。糖尿病患者在运动时可采用有氧运动，如散步、太极拳等，运动量不要太大，避免隔天有疲倦感。

　　专家特别提醒，有以下情况的糖尿病患者不适宜锻炼：并发各种急性感染者；伴有心功能不全、心律失常，且活动后体增加者；严重糖尿病性肾病患者；糖尿病性足病患者；严重的眼底病变者；新近发生血栓者；血糖大于14毫摩尔/升或血糖不稳定者；收缩压大于180毫米汞柱（24千帕）者；经常脑供血不足者。

糖尿病患者能泡脚吗

泡脚有很好的保健功效，一般糖尿病患者对于泡脚没有什么禁忌，但是要注意：最好饭后1小时再泡，泡脚时间不宜过长，一般以15~30分钟为宜，水温不宜过高，以37℃为宜，可先试好水温，手指感觉温和即可。洗完脚后用吸水毛巾轻揉并彻底擦干，保持足部温暖干爽，可对足部进行按摩，但动作务必要轻柔。禁用刺激性药水泡脚，对于已有破溃的伤口不要泡水。

有哪些降糖型的中成药

降糖通脉胶囊：益气养阴、活血化瘀、通经活络。用于气阴不足、瘀血阻络所致的高血糖，伴多饮、多食、多尿、消瘦、乏力等症状的患者。

参芪降糖片：益气养阴、健脾补肾。用于气阴两虚、阴阳两虚所致的高血糖，伴口渴多饮、大便溏泻、饮食减少、精神不振、四肢乏力、腰膝酸软、形寒肢冷等症状的患者。

糖脉康颗粒：养阴清热、活血化瘀、益气固肾。用于气阴两虚、血瘀所致的口渴喜饮、倦怠乏力、气短懒言、自汗、盗汗、五心烦热、胸中闷痛、肢体麻木或刺痛、便秘以及2型糖尿病见上述证候者。

降糖宁胶囊：益气、养阴、生津。用于气阴两虚所致的高血糖，伴口渴多饮、多食易饥与大便溏泻并见，或饮食减少、精神不振、四肢乏力、身体消瘦、骨蒸劳热、自汗、盗汗等症状的患者。

消渴丸：滋肾养阴、益气生津。用于气阴两虚所致的高血糖，伴多饮、多尿、多食、消瘦、体倦乏力、睡眠差、腰痛等症状的患者。

渴乐宁胶囊：益气养阴、生津止渴。用于气阴两虚所致的高血糖，伴口渴多饮、五心烦热、乏力多汗、心慌气短等症状的患者。

服用降糖药的最佳时间是什么时候

一般来说，磺脲类降糖药物以餐前半小时服用较为适宜；非磺脲类胰岛素促泌剂（如诺和龙、康力等）主张每日3次，餐前即服，不需提前，但也不宜餐后服；双胍类降糖药，如盐酸二甲双胍缓释片，宜在餐后服或餐中服，可以避免胃肠道刺激症状；胰岛素增敏剂每日仅需服药一次，以每日早餐前1分钟服药效果最好。

血糖恢复正常水平，可以自行停药吗

糖尿病是一种慢性代谢性疾病，需要长期的综合治疗、控制和维持良好的血糖。但是有许多患者在血糖水平降至正常后擅自停用药物，这是不正确的，擅自停药不仅不利于血糖的控制，还有可能使血糖波动较大，引起急性并发症。所以，即使是血糖达标，一般也应维持原有的治疗，如需减剂量，需在主治医师的指导下进行。

降糖药效果不明显，可以自行换药吗

大多口服降糖药发挥降血糖作用都是需要一定时间的，尤其是双胍类、噻唑烷二酮和α-糖苷酶抑制药物，往往需要几天或几周后才能较好地发挥作用，所以服用降糖药常常需要观察一段时间以确定疗效。糖尿病患者须忌因觉得药物没有降血糖作用而频繁换药，这样不仅难以达到药物的最大降糖效果，而且也不利于糖尿病的治疗。

糖尿病患者为什么会出现低血糖的情况

一些糖尿病患者在服用降糖药时，均可能会出现低血糖的情况。第一，是胰岛素应用的过大；第二，口服降糖药容易引起低血糖；第三，1型糖尿病患者常由于胰岛素剂量较大而引起夜间低血糖发生，次日晨由于胰高血糖素和皮质激素的分泌而引起高血糖。糖尿病患者需要注意持续低血糖会危及生命。

为什么糖尿病患者到了冬天容易全身瘙痒，遇到这种情况怎么办

冬季天气寒冷，皮肤为了保温，毛细血管收缩，汗液减少，油脂分泌也不旺盛，因此皮肤容易干燥。糖尿病患者因皮肤内葡萄糖含量增高，刺激皮肤发痒，或者因皮肤长期缺水、过度干燥而瘙痒。

出现全身瘙痒情况的糖尿病患者首先要控制好血糖；其次要经常清洗皮肤，清洗皮肤的时候要注意，沐浴用品要用中性沐浴液，洗浴水不能太热，穿衣要合适；再次要戒烟酒、辛辣食物，若发生瘙痒，可多食用玉竹、麦冬、沙参、银耳、百合、生地等滋阴、止消渴的食物。瘙痒严重者可在医生的指导下使用一些止痒药物。

注射胰岛素需要注意哪些问题

胰岛素是机休内唯一降低血糖的激素，同时可以促进糖原、脂肪、蛋白质的合成。外源胰岛素用于糖尿病治疗，降低血糖。胰岛素只能通过注射对患者进行治疗。除1型糖尿病外，2型糖尿病患者在有下列情况时也需应用胰岛素：①经足量口服降糖药治疗后，血糖仍未满惫控制；②开发急性开发症；③开发严重的慢性并发症；④并发有严重的疾病；⑤感染；⑥手术和应激；⑦妊娠等。以上这些情况都是暂时性地使用胰岛素，以达到消除急性并发症的目的，病情控制良好后仍可改用口服药。

注射胰岛素的最佳部位为手臂上部及外部（三角肌处）、大腿前部及外侧、臀部、腰背以上脊柱两侧、腹部（肚脐周围及腰围除外）。如果是自己注射胰岛素，可选择腹部和大腿外侧。应注意，当下肢运动时，不宜选择大腿部位注射胰岛素，否则容易引致低血糖。若注射胰岛素时出现红肿发痒的情况，别害怕，这是机体对于胰岛素的局部变态反应，一般在注射后的2~12小时内发生，可逐渐自行消退。

胰岛素注射液最好放在冰箱内保存，但不宜冷冻，温度不宜过低，否则可使胰岛素变性，一般5~15℃为宜。正在使用的胰岛素放室温下保存即可，但要避免阳光暴晒和高温，否则也会令胰岛素失去效力。如需旅行或外出多天，可用纱布等包好瓶子，放在手提包或行李包中以防损坏。

注射胰岛素会不会成瘾

事实上，糖尿病患者注射胰岛素是进行替代治疗，而非成瘾。通俗一点来说，就是机体缺少了胰岛素，需要从外界补充，才能维持机体正常的运作。而注射胰岛素在补充胰岛素的同时，也是让机体的胰腺可以得到充分的"休息"，慢慢地恢复功能。

注射胰岛素会使人发胖吗

注射胰岛素有可能会导致发胖，所以糖尿病患者要相应地调整口服药、饮食、运动量以控制体重，特别是本来就已经肥胖的2型糖尿病患者更要注意。另外，长期注射胰岛素可能引起水肿、低血糖反应、部分糖尿病患者过敏等副作用。

使用胰岛素泵治疗与普通的注射胰岛素有什么区别

与常规胰岛素注射相比，胰岛素泵的输入方式可模拟人体胰岛素分泌的节律，更符合生理要求；血糖控制稳定，能把高血糖、低血糖的风险降到最小；胰岛素泵的基础输注量可根据患者自身情况进行调节，如夜间低血糖，就可把夜间胰岛素的输入量设定低一些；胰岛素释放量准确而精细，携带方便，患者可常年使用，从而提高患者的生活质量。

哪些人需要用到胰岛素泵

胰岛素泵主要适合1型糖尿病人出现糖尿病急性并发症，如酮症酸中毒，非酮症性、高渗性昏迷时，或出现心悸梗死、脑梗死或外伤感染时使用，也适合妊娠的糖尿病妇女、必须接受较大型的外科手术者使用，适合生活难以规律的患者。另外，初诊的2型糖尿病患者，短期使用胰岛素泵强化治疗，有的病人的胰腺疾病就可治愈。

糖尿病患者进食指南

有降糖作用的营养素有哪些

钙

作用：钙也能促进胰岛素的分泌正常，平衡血糖值。

摄入量：0.8克/天

食物来源：芝麻酱、虾皮、海带、豆腐、银耳、海参、牛奶、黄豆、黑豆、紫菜、豇豆、牛肉等。

镁

作用：镁是胰岛素的"信使"，缺镁会阻断胰岛素各种效应的发挥，干扰细胞代谢的正常进行，从而并发心、肾、视网膜及神经病变。

摄入量：0.35克/天

食物来源：榛子、荞麦、莲子、大豆、绿豆、口蘑、海带、黑米、小米、燕麦、紫菜、绿茶、空心菜、黄秋葵等。

锌

作用：锌参与胰岛素的合成与分泌，能稳定胰岛素的结构与功能。充足的锌可增加机体对胰岛素的敏感性，减轻或延缓糖尿病并发症的发生。

摄入量：0.015克/天

食物来源：牡蛎、南瓜了、花生、口蘑、香菇、鸡腿菇、牛肉、虾、带鱼、海带、黑豆、黑米、荞麦、绿茶等。

铬

作用：铬参与糖类的代谢、促进胰岛素分泌、维持核酸的稳定、协助输送蛋白质到所需的地方、调节基因表现、影响脂肪代谢。

摄入量：0.00009克/天

食物来源：肝脏、牛肉、鸡肉、牡蛎、鸡蛋、香蕉、苹果皮、酵母等。

锰

作用：锰可促进胰岛素的作用、维持正常血液凝固、维系骨骼及结缔组织的发展、促进中枢神经的正常运作。

摄入量：0.0025克/天

食物来源：绿色蔬菜、全谷类食物、豆类、茶叶、酵母、菠萝等。

硒

作用：硒是人体的坚固防线，能维持身体器官的正常功能，保护心血管和心肌的健康。对糖尿病患者来说，硒能改善糖、脂肪等在血管壁上的沉积，降低血液黏稠度，减少动脉硬化、高血压等血管并发症的发病率。

摄入量：0.00005克/天

食物来源：淡菜、海带、带鱼、鲈鱼、海蜇、紫菜、牛肉、大豆、香菇、松蘑、杏仁、红茶等。

维生素A

作用：许多黄绿色蔬菜含有胡萝卜素，胡萝卜素经过人体吸收代谢后，在体内会转化为维生素A。其中尤以β-胡萝卜素作用最佳，有助于对抗破坏胰岛素的自由基。

摄入量：0.0008克/天

食物来源：胡萝卜、芦笋、南瓜、鸡蛋、牛奶、西蓝花及鱼肝油等。

维生素B$_1$

作用：维生素B$_1$是重要的辅酶，主要参与糖类及脂肪的代谢，而糖尿病患者经常处于高血糖状态，充足的维生素B$_1$能保证糖的代谢，从而更好地控制血糖。

摄入量：0.0012克/天

食物来源：豌豆、甲鱼、猴头菇、大豆、小米、红小豆、榛子、腰果及动物肝脏、肉类、蛋类等。

维生素B$_2$

作用：维生素B$_2$参与生物氧化酶的活动，若人体摄入维生素B$_2$不足，会造成代谢紊乱，糖尿病患者的糖类代谢能力变差，会影响血糖的控制。

摄入量：0.0012克/天

食物来源：动物心、肝、肾脏，猪肉、鱼、牡蛎、香菇、绿叶蔬菜等。

维生素B$_6$

作用：维生素B$_6$与糖原异生、糖酵解等相关的辅助作用有关，可缓解由糖尿病引起的肾脏病变，以及糖尿病的血管并发症。

摄入量：0.0016克/天

食物来源：胡萝卜、鱼类、菠菜、豌豆、牛肉、甘蓝类蔬菜、牛奶等。

维生素C

作用：维生素C可使糖耐量显著下降，预防糖尿病性血管病变，并能预防糖尿病患者发生感染性疾病。

摄入量：0.1克/天

食物来源：柑类水果及番茄、卷心菜、西蓝花、豆芽、青椒、猕猴桃、柚子等。

维生素E

功能：维生素E可促进红细胞的合成，预防血液凝结及强化血管壁，强化免疫系统，维持肌肉正常的生长发育，调节内分泌，治疗神经性疾患。

作用：糖尿病患者血中糖化血红蛋白增加的同时，维生素E浓度也随之升高，这是防止过高血糖引起的有害作用而出现的反应。

摄入量：0.012克/天

食物来源：植物油、蛋类、绿色蔬菜及绿豆、榛子、松子、杏仁等。

膳食纤维

作用：膳食纤维可减慢肠道对葡萄糖的吸收，降低血糖，软化粪便，还具有延缓脂类物质的吸收、降低血胆固醇、增加饱腹感、不致使糖尿病患者进食过多的作用。

摄入量：35克/天

食物来源：竹笋、韭菜、红薯、南瓜、菠菜、圆白菜、玉米、牛蒡、海带、糙米、芹菜、大豆、黑豆、荞麦、绿豆、燕麦、薏米、小米、杨桃、苹果、无花果等。

蛋白质

作用：蛋白质是由氨基酸组成的，是生命最重要的物质基础。一切基本的生命活动及其内在运动、生长繁殖等，都与蛋白质有关。糖尿病患者需保证一定量的蛋白质，以满足代谢的需要，提高抗病能力。

摄入量：50克/天

食物来源：鸡肉、驴肉、牛肉、兔肉、鸭肉、鹌鹑、鸽肉、黑豆、大豆、绿豆、芝麻、小麦、鳕鱼、青鱼、带鱼、鲫鱼、豇豆等。

次亚麻油

作用：次亚麻油酸调控循环系统、免疫系统、生殖系统及皮肤系统，具有调节生理代谢、控制血糖量，让血糖变化趋于稳定的功能，还可强化脑细胞及神经细胞、胰岛素的作用，抑制血小板凝集，调节血脂肪组成，调节内分泌，调节血压，预防动脉硬化，减轻关节发炎症状。

食物来源：黄豆及其制品、月见草油、葵花籽油、橄榄油等。

科学的食材选择与就餐顺序

首先，糖尿病患者应该根据升糖指数选择食物。升糖指数即血糖生成指数（GI），是衡量食物引起餐后血糖反应的一项有效指标。平常饮食中，糖尿病患者应多食用低GI食物来控制血糖。

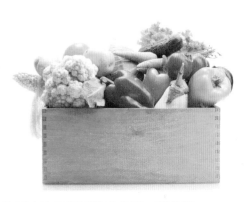

按食物血糖生成指数的高低来选择和搭配食物更科学，更符合控制餐后血糖的需要。饮食治疗的基本原则是要根据自己的标准体重来决定每天的进食量，而选择食物的原则要参考食物的血糖生成指数。严格按照血糖生成指数来选择食物，多选血糖生成指数在50以下的，少吃在50至70之间的，慎选70以上的，血糖会控制得比较理想，而且患者对食物的选择面更宽了，可以更加大胆地选用水果、豆类品和富含膳食纤维的食物，这样既可满足口腹之欲，又有利于血糖的控制。

但是，也要注意不能把升糖指数作为选择食物的唯一标准，因为混合食物的血糖指数不能从其中的单一成分中得知。有些食物（如胡萝卜）虽然血糖生成指数较高，但因其含有丰富的营养而值得一吃；而另一些食物（如含油脂类丰富的瓜子等）尽管血糖生成指数较低，但因其热量过高，营养又不够，则应尽量避免选用。

第二，控制血糖需要按正确的顺序进餐。按照蔬菜—主食—肉类—汤的顺序进餐，能帮助患者控制进食量，调整饮食结构，更好地控制血糖。进餐时可以先吃粗纤维的蔬菜，以增加饱腹感，这样能不自觉地减少主食的摄入。主食应少稀多干，多吃一些富含膳食纤维的食物，这些粗粮在胃里消化的时间长，血糖上升较慢，可以有效抑制餐后血糖升高。应尽量少摄入高油脂的食物，所以肉类应在主食后食用，因为吃了一定数量的主食后，摄入的肉类自然也会相应减少。最后则可以喝汤，如果先喝汤，很快就会感觉饱了，但不久又会感到饥饿，只能再吃些别的食物充饥，这样不利于糖尿病患者的血糖控制。

均衡膳食，粗多细少

均衡膳食指的是指一种科学、合理的膳食，所提供的热量和各种营养素不仅全面，而且膳食的供给和人体的需要应保持平衡，既不过剩也不欠缺，并能照顾到不同年龄、性别、生理状态及各种特殊的情况。这也是糖尿病饮食治疗的基础。

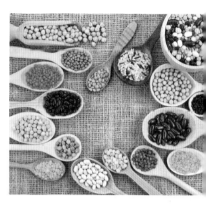

要做到平衡饮食，就要在限制总热量的情况下，使摄入的三大营养素——碳水化合物（糖）、蛋白质与脂肪之间有适当的比例。一般情况下，三者提供的热量分别应占总热量的50%～60%、25%～35%、10%～15%。孕妇、哺乳期女性、儿童、消瘦者或者消耗性疾病患者，蛋白质可适当增加，消瘦者的脂肪比例可适当增加。

专家建议糖尿病患者膳食多样化，在减少热量摄入的前提下，尽可能地摄入多种营养素以保证人体营养均衡，以五谷为主，以荤食为辅，搭配蔬菜水果等。

糖尿病患者的饮食最好是多粗粮少细粮，如豆类、红薯等，这些食物中既含有丰富的维生素和无机盐，又含有较多的粗纤维，能有效地防止血糖吸收过快，还有降低胆固醇、预防动脉硬化及防治便秘的作用。

粗粮是一把"双刃剑"，不宜过量摄入

糖尿病患者的饮食应以粗粮为主，因为粗粮含有较多的膳食纤维，有延缓餐后血糖升高、降脂、通便的功效。然而，粗粮是一把"双刃剑"，如果不加控制地超量摄取，可能会造成诸多问题。大量进食粗粮，可导致一次性摄入大量不溶性膳食纤维，可能加重胃排空延迟，造成腹胀、早饱、消化不良，甚至还可能影响下一餐的进食；在延缓糖分和脂类吸收的同时，也在一定程度上阻碍了部分常量和微量元素的吸收，特别是钙、铁、锌等元素，同时也会降低蛋白质的消化吸收率。伴有胃轻瘫的糖尿病患者大量进食粗粮，可能加重胃轻瘫并导致低血糖反应，注射胰岛素的糖尿病患者尤其应注意这一点。因此，糖尿病患者应明确粗粮并非多多益善。科学的做法是粗细搭配，一般的比例为粗粮1份搭配细粮3～4份。这样既能发挥粗粮的功效，又能避免粗粮进食过多产生的不良反应。

"三少"饮食常记心

专家提倡糖尿病患者饮食应遵循"三少"原则，即少盐、少油、少调味料。少盐饮食主要是为了防止高血压，摄入食盐过多可使血压升高，而高血压是引起糖尿病患者因并发症死亡的主要因素之一。据估计，30%～75%的糖尿病并发症可归因于高血压，在并发有高血压的糖尿病病人中更易发生中风、冠状动脉粥样硬化、左心室肥厚和间歇性跛行、蛋白尿、视网膜出血等，可见高血压是使糖尿病病人致残、死亡的主要诱因，所以糖尿病的有效治疗也包括血压的良好控制，这就需要病人限制盐的摄入量。但限制食盐也不是吃得越少越好，要根据疾病的程度、血压的高低、有无体内液体过多的情况及血钠的水平来确定。少数病人还要鼓励食用适量的盐，以使体内钠达到一个平衡状态，有利于控制病人的血压及体液量。而对于血压升高显著、全身水肿明显、体液量明显增多者，就应严格控制食盐摄入。

调味料有去腥提味的作用，但是糖尿病患者在饮食中应该注意尽量清淡，使用调味料应注意低盐、低糖。勾芡的食物含热量高、升糖指数高，应尽量避免勾芡，或者用魔芋粉、吉利丁等不具能量的食品代替淀粉勾芡。料酒、白酒等中含有的酒精的热量高，不要随意添加。

食用油可以分为动物油和植物油，动物油含饱和脂肪酸多，可使血清胆固醇升高，不适宜糖尿病患者食用。另一类是植物油，包括花生油、豆油、芝麻油、菜籽油、玉米油等，植物油除椰子油外，含不饱和脂肪酸多，有降低血清胆固醇的作用。但是植物油也不是吃得越多就越好。近年，营养专家已经提出，正常人每天植物油摄入量应在25毫升以下，糖尿病人及患有胰岛素抵抗综合征的病人应限制在20毫升以下。另外，植物油含不饱和脂肪酸高，在体内易氧化，产生过氧化物质和自由基，自由基会损伤细胞膜，除会加重糖尿病及其并发症外，也与癌症有关。

糖尿病患者饮品有讲究

咖啡不能饮用过多过频。因为咖啡所含热量高于茶，往往不利于饮食控制。另外，喝咖啡时宜加甜味剂，不宜加糖。

糖尿病患者不能饮用冰镇饮料。糖尿病患者本身身体抵抗力较差，尤其是一些中老年人，体质更弱，而凉的食物本身很容易刺激肠胃，引起局部血管收缩，造成胃肠不适、急性胃肠炎，引起腹泻，导致脱水、电解质紊乱等情况，这样会使血糖升高，甚至诱发糖尿病急性并发症。

糖尿病患者尽量不要饮酒。酒的种类很多，但其主要成分是酒精（乙醇）。不纯的劣质酒除了酒精以外，还含有少量具有毒性的甲醇，长期大量饮酒对糖尿病患者危害很大。空腹饮酒容易发生低血糖，另一个害处在于扰乱了饮食治疗计划，使血糖难以控制。

糖尿病患者可以适当饮茶。茶不仅可以给人体补充足够的水分，其中还含有多种营养成分，如茶碱、维生素、微量元素等，茶有提神、健脑、利尿、降压及降脂等多种功效。但睡前不要喝浓茶。

控制"无糖食品"的摄入量

为了满足爱吃甜食的患者的口味，"无糖食品"应运而生。但从科学的角度讲，无糖食品这种叫法并不科学。营养学上的"糖"又称碳水化合物，是单糖、双糖及多糖的总称。葡萄糖、果糖属于单糖，蔗糖（就是平时吃的白糖，由一分子葡萄糖和一分子果糖构成）、乳糖、麦芽糖属于双糖，而我们平常所吃的米、面中的淀粉则是多糖。

无糖食品虽然没加蔗糖，但在无糖食品的制作过程中很可能加了油脂，它产生的热量比粮食还要高，1克脂肪就产生37.66千焦（9千卡）热量。50克无糖点心比50克馒头或50克面包的热量还要高，因为在做点心时必须得放油，没有酥皮做不出点心来，酥皮点心就是用油来和面，油多了，所含的热量也就高。

总之，糖尿病患者应当认清无糖食品的原料仍是面粉，只是用甜味剂代替了蔗糖而已，仅能起到改善口感、提高生活质量的作用，并不具备降糖效果，吃的时候一定要将其产生的热量计算进一天所需的热量中，同时要减去相应的主食量。

多吃木糖醇同样危害患者健康

木糖醇是常见的甜味剂，味甜，吸收率低，吃木糖醇后血糖上升速度远低于食用葡萄糖后引起的血糖升高。但是临床医学研究证明，木糖醇虽然在代谢初期不需要胰岛素的促进，但是到了代谢后期，还是需要胰岛素的参与，而且木糖醇也没有调整糖尿病患者的代谢紊乱、降低血糖、消除尿糖等功效。木糖醇的性质偏凉，不易被胃酶分解而直接进入肠道，如摄入的量过多，会刺激胃肠，从而引起腹部不适、胀气、肠鸣等，而且木糖醇的吸收率很低，余下部分会沉积在肠壁，导致渗透性腹泻。所以木糖醇不能用来代替胰岛素治疗糖尿病，糖尿病患者切勿因为摄入木糖醇而擅自停用或减剂量使用胰岛素，这样可能会延误病情。

对于木糖醇，一般每天的进食量宜少于50克，过多食用可能导致腹泻。木糖醇在代谢过程中产生的物质也能促进脂肪和胆固醇的生成，使血中的三酰甘油升高，对糖尿病患者的病情不利，容易引发心血管疾病，如冠心病等。

吃水果应当"斤斤计较"

水果能补充大量的维生素、果胶和矿物质，但是由于水果中含有的单糖（如葡萄糖）和双糖（如蔗糖）较多，食用后易被小肠吸收进入血液而升高血糖，因而长期以来被排除在糖尿病患者的食品之外。事实上，只要掌握好吃水果的时间、种类和数量等方面的原则，就可以根据病情科学合理地选用。

糖尿病患者在选择吃什么水果前，至少要了解两件事：一是现在自己的血糖控制得怎么样，二是要吃的水果中含葡萄糖量有多少。像西瓜、草莓、樱桃、苹果、橘子、柚子、桃子、李子、杏、猕猴桃、菠萝含糖量较低（低于15%），可以适当选用，其中草莓是一种含糖量低且血糖生成指数较低的水果，很适合糖尿病患者食用；荔枝、榴梿、葡萄、雪梨、龙眼、柿子等含糖量较高（15%~25%），应慎重选用；含糖量特别高（超过25%）的水果，如菠萝蜜、枣、甘蔗等不宜食用。

一般而言，每日进食水果的量应当控制在1种食物1份左右，尽量选择那些含糖量较低的水果，计算水果所含的热量，并减去相应热量的主食。例如，吃200克左右的苹果或500克左右的西瓜就需要减少25克主食。

❤瓜子和花生不可随意吃

瓜子和花生所含的脂肪是不饱和脂肪酸，既能解馋，糖分又不多，经常会被误认为对血糖影响不大，可事实上瓜子和花生是高热量、高脂肪的食品。花生、瓜子和核桃所含热量比同等质量的猪肉还要高上几倍，大量食用肯定不利于体重的保持和血脂的控制，间接地也会影响血糖和血压的控制。所以，每天食用花生或瓜子不宜超过两把，否则会影响糖尿病的治疗。有的人喜欢看电视时吃花生、

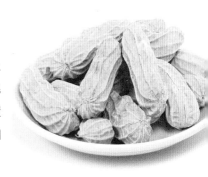

瓜子，剧情感人，手上无度，结果吃得过多，影响体重和血糖。有这种习惯的人最好先把要吃的花生、瓜子拿出来，其余的收起来，以免食入过多。

❤糖尿病患者的烹调方法

烹调方式也是饮食治疗不容忽视的一个重要方面。在制作菜肴的过程中如果烹饪方法不当，在菜肴中加入了大量的油、淀粉、调味品，无形中就会增加菜的热量，不利于控制血糖。

烹饪前可以对食物进行预处理，比如剔除附在禽畜肉上的脂肪，或将瘦肉放入沸水锅中煮一段时间，将肉中的不可见脂肪分离出来。肉汤凉后放入冰箱中冷冻，等浮油凝结后再将油去除，去油之后的肉汤可用来做汤菜或面汤。做菜最好用植物油；烹饪时盐和酱油都要少放，料酒不要随意添加；糖尿病患者不是绝对不能吃糖，在做面点或做菜时加入少许糖作调味之用也是允许的，关键是限量。

烹制谷类食物要注意尽量减少淘洗次数，淘米时不宜用力搓，做米饭应采用蒸、煮的方法。一般在制作面食时，蒸、烤、烙的方法使B族维生素损失较小，用高温油炸时损失比较大。

蔬菜最好先洗后切、急火快炒，现炒现吃。煮鸡蛋是各种鸡蛋烹调方法中损失最少的，消化吸收率也最高，几乎达到100%，但煮的时间过长，消化率略有下降。在炖、煮肉类时，无机盐和大多数维生素损失不大。勾芡的食物含热量高，升糖指数高，应尽量避免勾芡，或用魔芋粉等不具热量的食品代替淀粉勾芡。

可预防低血糖的加餐选择

糖尿病患者在控制饮食的初期，容易感到饥饿，这时糖尿病患者可多吃低热量、高容积的东西，如黄瓜、豆芽、菠菜、大白菜、上海青、冬瓜、南瓜、番茄、韭菜、花菜，或多吃些粗杂粮，如荞麦面、燕麦片、绿豆粥、红豆粥等，这些食物都可以增加患者的饱腹感。在控制好总热量的基础上，加餐对于糖尿病患者有重要的意义，既可以相应地减少正餐的食量，也是消除饥饿感的方法之一，最重要的是可以防止患者发生低血糖从而引起反应性的高血糖。一般糖尿病患者的低血糖会发生在三餐之前的空腹状态下，或者在午夜之后。午夜的低血糖危险性更甚，因为正在睡梦中的病人不能及时进食纠正低血糖。所以加餐的时间应选择在上午9时30分左右、下午3时30分左右以及晚上10时左右。加餐的量不宜过多，否则会引起高血糖。加餐要在保持每日总摄入热量不变的基础上进行，即如果加餐，三餐的食量要相应减少。一般加餐的量为20～50克，即相应的三餐主食需减少20～50克，这样加餐既可以预防低血糖的发生，又可以防止出现餐后高血糖。

外食的几条实用建议

外食在所难免，以下是专家提出的几条实用建议：

①外食当天，其他用餐时间应当补充外食时不足的食材，如蔬菜、海菜、豆制品等。

②有约会计划时，约会前、约会后数日须特别留心体重及血糖值的变化，适度调节。

③熟悉了前面的食物交换法后，选择适当的食物类型与分量。

④尽量选择热量不高、不含糖分的食物和饮料。建议随身携带白开水。

⑤如果遇到必须延迟用餐时间的情况，可先吃自备点心，如全麦面包、高纤饼干等，以免发生低血糖状况。

⑥在快餐店用餐时，应避免食用油炸食物；宴席上若提供高油脂食物，建议去除肥肉和动物外皮部分再进食；避开高胆固醇、高糖的食物与甜点，蔬菜水果斟酌种类，适量摄取。

⑦炒饭、炒面比起白饭与清面，脂肪更多，请斟酌食用。

⑧多选择采用清淡方式烹饪的菜肴，如焯烫、清蒸。汤类应选择清汤，避免浓汤。

糖尿病患者脂肪摄入量原则

糖尿病患者必须控制脂肪的摄入量，尤其是肥胖的糖尿病患者更应严格限制，每日脂肪摄入总量不得超过40克（包括主食与副食中所含的脂肪）。消瘦型患者由于碳水化合物限量，能量供应受到影响，可以适当增加脂肪摄入量。脂肪摄入并非越少越好，因为脂肪是人体结构的重要材料，体内脂肪组织有保护和固定内脏器官的作用，皮下脂肪还可以滋润皮肤，并防止体温的过度耗散。脂肪还参与维生素的吸收、改善食物的味道、增加饱腹感，其中所含的必需脂肪酸是细胞的重要成分，缺乏时会影响细胞的更新。因此对于糖尿病患者来说，脂肪要少吃，但并不是越少越好。一般糖尿病患者，每日脂肪摄入量可占总摄入量的20%～30%，即每日40～60克，若按体重计算，不宜超过1克/千克体重。为预防动脉硬化，最好选用植物油，忌用胆固醇高的动物脂肪。

肥胖型糖尿病患用节食、断食法来减肥不可取

糖尿病患者采用绝食、断食等过于激烈的方法减肥不可取。绝食、断食等只是依靠不进食来达到减肥效果的方法。由于不进食，人体就摄取不到任何营养素，而人体的新陈代谢在不停地消耗着能量，如果这种状态一直持续下去，因为没有任何外来的营养元素提供进来，新陈代谢就会开始动用囤积在人体内的多余脂肪，人会慢慢变得消瘦，从而达到减肥的目的。这种方法虽然直接而有效，但是长时间下去，也容易因患有糖尿病而引发各种代谢异常，并且糖尿病代谢异常状况会逐渐恶化，进而会导致各种人体器官功能性障碍与多种疾病的产生。总之，这种激烈的方法会引发并发症，应避免使用。

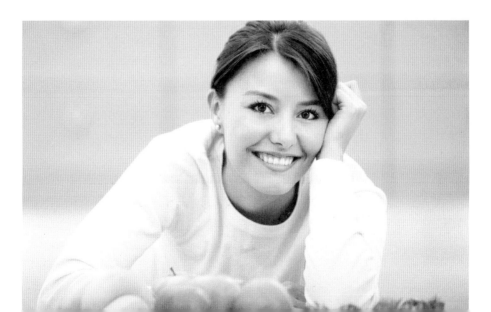

糖尿病并发病的认识及饮食原则

糖尿病并发高脂血症

血脂是指血液中的胆固醇和甘油三酯，这两者均来源于膳食脂肪。高脂血症，包括血中的胆固醇增高（称为"高胆固醇血脂"）或甘油三酯增高（称为"高甘油三酯血脂"）或胆固醇和甘油三酯均增高。其中，任何一种对糖尿病患者来说都有很大危害。据研究，大约有70%的2型糖尿病患者并发高脂血症。主要是因为胰岛素分泌不足，导致肝脏合成和释放胆固醇及甘油三酯的速度和量比正常人快而多，使血液更加黏稠，容易形成血栓，从而大大增加了患心脑血管疾病的概率。

糖尿病患者以高甘油三酯血症最为常见，发生率为28%～70%。糖尿病患者中的冠心病发病率的增高除与糖尿病及其并发的高血脂、肥胖等因素有关外，与血脂浓度升高也有一定的关系。因此，糖尿病所致的脂质代谢异常是导致动脉粥样硬化、冠心病和脑血管病变发生的主要因素之一。

患者在饮食上需要注意控制总热量，达到或维持理想体重，防止肥胖。体重超重或肥胖者，应通过限制主食摄入的办法来达到减肥的目的，将血糖控制在理想范围内，因为高血糖本身就容易引起脂肪代谢紊乱。

还要控制摄入脂肪的质与量，限制饱和脂肪酸的摄入量，适当增加不饱和脂肪酸的摄入量。一般不用畜、禽等动物脂肪，尽量使用含不饱和脂肪酸丰富的植物油，如花生油、玉米油、芝麻油等；通常每日烹调用油量不宜超过25毫升。摄入足量的ω－3系列长链多不饱和脂肪酸有明显改善血脂的作用，亚麻籽油、橄榄油及一些海产动物脂肪中含有丰富的ω－3系列脂肪酸。

要经常食用具有调脂作用的食物。如香菇中所含的香菇多糖能使血液中胆固醇迅速转移到肝脏，从而使血胆固醇下降；大蒜中含有一种烯丙基二硫化合物，能抑制体内胆固醇的合成；豆类食物中所含的皂苷、植物甾醇、黄酮类物质、磷脂均有降低血胆固醇的作用；绿茶的儿茶酚能减少胆固醇在肠道的吸收；一些具有特殊气味的蔬菜如芹菜、芫荽、大葱、洋葱等，菌藻类食物如香菇、木耳、海带、紫菜，其他如豆角、芸豆、毛豆、黄豆、红小豆、核桃仁、扇贝、对虾、甲鱼、鲳鱼、鲫鱼、韭菜、蚕豆等，均已被证实能改善血脂。

糖尿病并发高血压

糖尿病并发高血压为糖尿病常见的并发症之一。糖尿病患者有半数以上可合并高血压，糖尿病并发高血压的概率远高于非糖尿病患者。据相关资料显示，国外发病率为40%~80%，国内为28.4%~48.1%。临床发现，糖尿病并发的高血压不仅发病率高、发病早，而且随着年龄的增长而不断增加。一旦发病，脑卒中、眼病、冠心病、糖尿病足、肾功能衰竭等并发症的发病率会明显升高，且症状严重，已成为糖尿病致死的重要原因。

高血压和糖尿病共同的发病基础是胰岛素抵抗。胰岛素主要在肝脏和肌肉组织中发挥降血糖作用，而糖尿病、高血压患者常常是脂肪组织增加而肌肉含量减少，并且常常伴有血脂代谢的紊乱，这使血糖不易降至较低水平。机体为了使血糖能够保持正常，就代偿性地释放更多的胰岛素。胰岛素是一种促合成的激素，不仅能够促进脂肪、蛋白质等合成，同时也能够使水钠潴留，体重增加，促使或加重高血压的发生和发展。

糖尿病并发高血压患者在饮食上要注意限制食盐每天在6克以下，控制饮食总热量以纠正体重超重，控制饮食中膳食脂肪的含量。平时宜选用植物油、不饱和脂肪酸含量高和胆固醇含量低的食物；多吃一些富含维生素C的新鲜蔬菜，保证摄入一定量的高钾、低钠及多纤维素的食物；禁饮浓茶、浓咖啡、烈性酒类等刺激性饮品。每日胆固醇摄入量应低于200毫克，少吃或不吃煎炸和腌制食品。此外，抽烟的患者还应立即戒烟。

糖尿病并发冠心病

冠心病是冠状动脉粥样硬化性心脏病的简称。通过每一次心跳，心脏将携带着氧气和营养物质的血液压送到身体的各部，向心脏提供氧气和营养物质的血管称为冠状动脉。当冠状动脉因发生粥样硬化而造成了管腔狭窄或闭塞，使供应心脏的氧气和营养物质减少，导致心肌缺血、缺氧或坏死，就会对心脏造成损害，从而引起冠心病。大量研究资料表明，糖尿病患者发生冠心病的发生率是一般人群的2~3倍。

冠心病的主要表现之一是心绞痛。这是因为动脉粥样硬化使冠状动脉狭窄，供血减少达到一定的程度就出现胸部疼痛或紧缩的感觉，即心绞痛。这种不适感可以扩散到左肩或手臂，也可影响到颈部和下颌。

糖尿病并发冠心病的饮食原则是合理控制总热量，维持正常的体重，防止肥胖，避免暴饮暴食，纠正偏食的不良习惯，适当增加膳食纤维的摄入，忌吃高脂肪、高胆固醇的食物，多吃富含纤维素和维生素的蔬菜和水果，以及含镁、铬、锌、钙、硒等矿物质的食品。饮食宜清淡、低盐，多采用蒸、煮、炖、焯、熬等烹调方法。

在食材选择上，粗粮、瘦肉、家禽、鱼类、牛奶、酸奶和豆制品对防治冠心病有利，可经常食用。但要控制鸡蛋的摄入，每日可半个鸡蛋或每两日一个鸡蛋，还要限制动物的内脏、脑及鹅肉、螃蟹、猪肥肉等。

糖尿病并发痛风

痛风是因尿酸累积而引起的疾病，尿酸在人体血液中浓度过高，在软组织如关节膜或肌腱里形成针状结晶，就会导致身体免疫系统过度反应（敏感），从而造成炎症。一般发作部位为大拇指关节、踝关节、膝关节等，急性痛风发作部位会出现红、肿、热、剧烈疼痛等症状。糖尿病患者因为调节血糖的胰岛素缺乏，会导致体内持续处于高血糖状态，影响其他物质的代谢，致使脂肪、蛋白质、水和电解质代谢发生紊乱。人体内的尿酸是由食物中的嘌呤（蛋白质的中间代谢产物）代谢和体内自身代谢产生的，血糖值高者，尿酸值也会比较高。因此，痛风也是糖尿病较常见的并发症。

痛风的饮食疗法关键在于减少外源性嘌呤核苷酸的摄入，从而降低血尿酸。几乎所有食物都含嘌呤，正常人每天从膳食中摄取的嘌呤为600～1000毫克，痛风患者应严格控制外源性嘌呤的摄入。

急性期每天嘌呤摄入应控制在150毫克之内，故只能选择含嘌呤低的食物。缓解期患者从食物中摄入的嘌呤量也应低于正常人，也只能少量选择一些含嘌呤中等的肉、鱼、禽类。

糖尿病并发痛风患者慎吃黄豆（适量的豆腐、豆浆可以吃）和山珍（木耳、银耳、香菇、部分坚果类食物）。这些忌吃的食物种类看起来很多，其实除了黄豆及部分山珍外，也多是糖尿病患者可以吃的食物。对糖尿病患者来说，只需要适当注意即可。在限制嘌呤摄入的前提下，少食酸性食品、多食碱性食品也对治疗有好处。

糖尿病并发骨质疏松症

糖尿病并发骨质疏松症属继发性骨质疏松症，是由糖尿病引起矿物质、骨代谢紊乱所致。骨质疏松症最常见于老年人或绝经后的女性，并随着年龄的增加而更加明显。虽然骨质疏松症多见于绝经后的女性，但近来普遍认为，由糖尿病引发的骨质疏松症并无年龄和性别上的差异。

骨质疏松是以骨组织显微结构受损，骨矿成分和骨基质等比例不断减少，骨质变薄，骨小梁数量减少，骨脆性增加、骨折危险度升高等为表现的一种全身骨代谢障碍的疾病，以骨骼疼痛、易于骨折、身长缩短、驼背为特征。

为了将血糖控制在良好的状态，一定要严格控制热量的摄入。糖尿病患者既要合理控制饮食，又要保持营养均衡，过度的饮食控制会导致钙、磷、镁等矿物质摄入不足。要摄入合理的蛋白质，供给充足的维生素D及维生素C，因其在骨骼代谢上起着重要的调节作用。多吃新鲜蔬菜、水果，忌辛辣、过咸、过甜等刺激性食物。

应注意科学烹调以促进钙的吸收，增加奶类制品的摄入，每日应饮用2~3袋牛奶（每袋牛奶含钙约220毫克）。在食材的选择上，宜多食排骨、海带、发菜、黑木耳、核桃仁、苋菜、小白菜、鸡蛋、鱼、鸡、瘦肉、豆类及豆制品等。

糖尿病并发便秘

便秘是指大便硬结不通，粪便在肠内停留过久，超过48小时以上，致粪便水分被吸收，粪质干燥而硬，以致排出困难，经常3~5天或更长时间解大便一次。糖尿病并发便秘一般为间歇性，或便秘与腹泻交替，多由热燥伤津或阳虚燥结，或气机郁滞，或久病气虚血虚等所致。便秘者可能还伴有食欲减退、口苦、腹胀、焦虑、嗳气、反胃等症状。

糖尿病并发便秘患者应选择具有润肠通便作用的食物，常吃含丰富粗纤维和B族维生素的各种蔬菜水果，如粗粮、带皮水果、新鲜蔬菜、豆制品等。这些食物可保护胃肠神经、促进胃肠蠕动，缩短粪便在大肠内的停留时间，使大便通畅。勿食辛辣温燥的食物，勿食性涩收敛的食物，勿食爆炒煎炸、伤阴助火的食物。在食材的选择上，可多选择红薯、芝麻、南瓜、香蕉、杨梅、梨、苹果、松子仁、韭菜、苋菜、芹菜、菠菜、黄瓜、大白菜、玉米、海带、萝卜、牛奶等。芡实、莲子、糯米、栗子、高粱、柿子、豇豆、炒花生、炒黄豆、爆玉米花、茴香、肉桂、酒等食物则要避免食用。

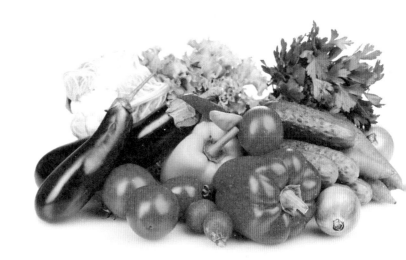

糖尿病并发肾病

糖尿病发展到一定程度会引起血尿、蛋白尿，严重者会引起尿毒症，出现肾脏损害，这就是糖尿病肾病。糖尿病肾病是糖尿病极为严重的一种病症，一般起病隐匿，且呈进行性恶化，预后多数不良。

长期持续高血糖，会使肾小球内的压力增大，引起肾小球硬化症。病情进一步恶化就会导致肾脏滤过功能下降甚至丧失，即肾功能衰竭。肾功能受损时，患者会出现蛋白尿、全身水肿、体内废弃物堆积，严重时可发展为肾病综合征和尿毒症等。

肾脏是糖尿病微血管病变最常受累的器官之一，糖尿病肾病可存在多年而无自觉症状。糖尿病由不同途径损害肾脏，累及肾脏所有结构，包括与糖尿病代谢异常有关的肾小球硬化症（又称糖尿病肾病）及小动脉性肾硬化以及感染性肾盂、肾炎及肾乳头坏死。

糖尿病肾病患者在饮食上首先应注意要限制饮食中蛋白质的摄入量。肾功能正常者，可给予高蛋白饮食，以补偿丢失的尿蛋白；肾功能不正常时，可适当限制蛋白质的摄入，一期患者蛋白质摄入量控制在每日每千克体重1克，二期患者每日每千克体重0.6～0.8克，摄入的蛋白质最好为动物蛋白，优质动物蛋白质有利于纠正体内必需氨基酸不足的状况，且不易诱发或加重肾病。以白肉（鸡肉、鱼肉）作为动物蛋白质的唯一来源，可以降低尿白蛋白排泄率。尿毒症期应给予优质低蛋白饮食，限制盐的摄入量，多食含粗纤维多的食物，以增加胃肠蠕动，延缓消化吸收。

保证富含维生素A、维生素C和B族维生素的食物供给，特别是新鲜蔬菜，应尽量多食用。可食用一些具有降血压、降血脂的食物，如芹菜、荠菜等。适量食用大豆，越来越多的动物实验和临床研究证实，大豆蛋白有保护残存肾功能的作用，大豆食物能有效降低蛋白尿，延缓肾功能恶化。因此，在限制每日总的蛋白质摄入量的范围内，可以适量食用大豆制品。

水肿严重伴有少尿者要同时限盐，若患者有轻度或中度高血压，钠盐摄入量每天应少于4克；如果还伴有高血压，每天的钠盐摄入量应不超过2克。

糖尿病并发肝病

糖尿病肝病是指由糖尿病所致的肝脏组织及功能的改变，临床表现为糖尿病性脂肪肝和糖尿病性肝硬化等，是糖尿病常见并发症之一，发病率在50%左右。成年期的肥胖型糖尿病患者并发脂肪肝较多，糖尿病性脂肪肝发生的最大原因可能与胰岛素缺乏有关。

糖尿病患者体内胰岛素不足，脂肪分解代谢加速，血中脂肪酸增多，大量脂肪酸被肝脏摄取，并以脂肪的形式在肝内堆积而形成脂肪肝。此外还与高热量、高脂肪饮食及肥胖（尤其是腹部肥胖型）有关。多数专家认为，糖尿病性脂肪肝的病变程度不重，可随糖尿病病情的控制而消退。

或许很多糖尿病患者只重视糖尿病本身的治疗，忽视了糖尿病肝病的防治，事实上，由糖尿病肝病带来的严重后果甚至要超过糖尿病本身。因此，对于糖尿病肝病，我们一定要早预防、早发现、早治疗。

糖尿病肝病患者每日每千克体重可摄取1.2～1.5克优质蛋白质，来源包括牛奶、鸡蛋、瘦肉、豆制品。如果发生了肝性脑病，要严格限制动物性蛋白质摄入。

适量饮水，多吃含有丰富甲硫氨基酸的食物，如莜麦面、菜花等，有助于肝细胞内脂肪病变的改善。

限制油脂。在总热量范围内，保证摄入充足的复合糖类，选用新鲜蔬菜和低热量水果，增加水分，促进胆汁稀释和排泄，加速废物排泄。忌食强烈刺激性食品及调味品；不食用过酸、辛辣及怪味食物；不吃霉变或含较多防腐剂、色素的食品；禁止饮酒。

食物质地要保持细、软，避免坚硬粗糙，多选用易消化、吸收的食物。

如果发生了肝腹水，需要更加严格地限制盐的摄入。

糖尿病并发眼病

糖尿病对眼睛的损害常表现为白内障、青光眼、屈光改变及眼肌神经损害等，尤其糖尿病性视网膜病变是糖尿病较严重的并发症之一，晚期常可致盲。患糖尿病的时间越长，发生糖尿病性视网膜病变的可能性越大。糖尿病病期小于5年者，视网膜病变的发生率小于10%；病期超过20年，视网膜病变的发生率达到90%以上。糖尿病性视网膜病变的发生与糖尿病发生时的年龄有关：确诊年龄为0～19岁，7%的患者10年后易发生视网膜病变；确诊年龄为20～39岁，10%的患者10年后有可能发生视网膜病变；确诊年龄超过40岁，25%的患者10年后容易发生视网膜病变。患有糖尿病的孕妇也是糖尿病性视网膜病变的一个重要群体。高血压患者、血糖控制不好的患者（特别是血糖波动较大的患者）、糖尿病同时服用避孕药的患者、吸烟的患者等都是糖尿病性视网膜病变的易患人群。

糖尿病眼病患者应多食富含维生素C的新鲜蔬菜及动物肝脏，一次的饮水量要适当限制，可少量多次饮用。忌饮浓茶和咖啡，忌食辛辣肥腻食品。控制全日总热量，使体重保持在标准范围内。主食要定时、定量，并根据体力劳动的需要和病情而决定。如全日主食分早、中、晚三餐，按比例分配，早餐、午餐、晚餐分别为1/5、2/5、2/5，多食用高纤维食物和粗粮。

糖尿病足

糖尿病足是指糖尿病患者足部由于神经病变使下肢保护功能减退，大血管和微血管病变使动脉灌注不足致微循环障碍而发生溃疡和坏疽的疾病状态。糖尿病足是较严重的糖尿病并发症之一，初期可能仅表现为足部麻木、发凉、感觉减低、易受伤、浅表伤口不易愈合等情况，而后期则日趋严重。据统计，大约有15%的糖尿病患者会出现糖尿病足，且该病致残率高，对患者身心伤害较大。

糖尿病足是糖尿病最常见的并发症之一，危害大，糖尿病足患者合理地饮食可有助于改善病情。糖尿病足患者要养成良好的饮食习惯，注意粗细粮搭配食用，尽量少吃甜食，忌辛辣刺激性食物，控制脂肪和胆固醇摄入，尽量选择低脂饮食，多食蔬菜、水果，多食含碳水化合物丰富的食物，每日保证200～350克的主食，如米、面等。糖尿病足患者的饮食中蛋白质摄入量应比一般人高才能保证每日需要。患者饮食中还可增加可溶性膳食纤维的摄入，每日需要纤维素成分占总量的20%左右，膳食纤维有降低空腹血糖和改善糖耐量的作用，高纤维食物是糖尿病足患者预防各种并发症的健康食品。

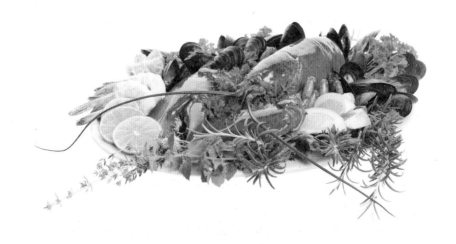

糖尿病特殊人群的饮食安排

老年糖尿病患者的饮食安排

老年糖尿病患者的饮食应注意以下几点：

1.既要控制饮食，又要营养充足，以保持理想体重。老年糖尿病患者每天所需总热量可按每千克体重125.58千焦（约30千卡）左右估计。蛋白质每千克体重1.0～1.5克，碳水化合物则每天200～300克。

2.限制脂肪的摄入量，油炸食品、动物的肝脏、肥肉等富含胆固醇的食物要少吃或不吃。

3.多摄入粗粮、新鲜蔬菜等富含膳食纤维的食物。减少食盐的摄入量，以每天不超过4克为宜。

4.坚持少量多餐、定时定量的原则。

5.多饮水，同时应限制饮酒。

儿童糖尿病患者的饮食安排

儿童糖尿病患者有异于其他糖尿病人群的特点，所以在饮食安排上也有不同：

1.限制热量的摄入，一般的小学生每日应摄取6279千焦（约1507千卡）的热量，具体的热量计算公式为：全天总热量（千焦）=（年龄×系数+1000）×4.186。公式里的系数一般为70～100。一般来说，身体较胖的儿童应选择较大的系数。系数的参考值为：3岁以下的，系数为95～100；3～4岁的，系数为90～95；5～6岁的，系数为85～90；7～10岁的，系数为80～85；10岁以上的，系数为70～80。较胖的儿童应给予较低的热量，而活动量大的儿童则应适当增加热量摄入。较胖的儿童应给予较低的热量，而活动量大的儿童则应适当增加热量摄入。

2.蛋白质的摄入量以每天千克体重2～3克为宜，并且宜选择鱼类、鸡蛋、牛奶、豆类等食物的蛋白质。

3.碳水化合物的摄入量宜占总热量的50%～55%，脂肪的摄入量占30%。总胆固醇的摄入量每天不宜超过300毫克，油炸食品、动物内脏、肥肉等应少吃或不吃。

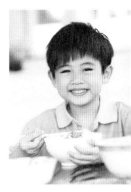

4.儿童对于维生素、矿物质的需求量较大。在蔬菜的选择方面，宜选用含糖量少的白菜、菠菜、萝卜等。

5.烹调方法宜尽量多样化，以提高糖尿病患儿进食的兴趣。

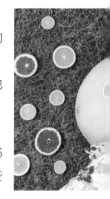

妊娠期糖尿病患者的饮食安排

妊娠期糖尿病患者控制饮食的目的是既要为母体与胎儿提供足够的热量及营养素，又要预防妊娠毒血症及减少早产、流产与难产的发生。

1.妊娠前4个月不需要特别增加热量，但到了中后期，则要相应地增加一定的热量，其计算公式为：全天总热量=标准体重（千克）×（30~35）×4.186。

2.妊娠期糖尿病患者宜少食多餐，将每天应摄取的食物分为5~6餐，而且要避免晚餐与隔天早餐的时间相距过长，所以睡前可补充一些点心。

3.应尽量避免加有蔗糖、砂糖、果糖、冰糖、蜂蜜、麦芽糖、葡萄糖之类的含糖饮料及甜食。

4.尽量选择纤维含量较高的主食。

5.早餐淀粉类食物的进食量须适当控制。

6.如孕前已摄取足够营养，那么妊娠初期不需增加蛋白质摄取量，而妊娠中期及后期每天应增加6克和12克蛋白质。

7.烹调油以植物油为主，尽量减少油炸、油煎之物，禁食动物的皮和肥肉等。

8.常吃些富含叶酸且对血糖影响较小的绿叶蔬菜和豆类等。

更年期糖尿病患者的饮食安排

糖尿病是更年期人群的常见病，饮食控制是治疗的根本措施：

1.应摄取低热量饮食，主粮的限制可采取递减或骤减的方法，骤减可及时减轻胰岛细胞的负担，效果更好些。

2.如饥饿感强烈，可选食含糖少的蔬菜充饥。

3.每日三餐，膳食热量的分配可按早2/5、中2/5、晚1/5的比例安排食物量。

4.糖和甜食应在禁食之列。

5.可通过粗算法进行饮食控制。普通糖尿病患者每日主食供应量250~400克，副食中蛋白质30~40克，脂肪50克左右。肥胖型糖尿病患者每日主食控制在150~250克，脂肪25克，蛋白质30~60克，此为低糖、低脂饮食。高蛋白饮食适于长期患消耗性疾病的糖尿病患者，每日主副食的蛋白质总量不低于100克。

前方注意：48种食物千万不能吃

甜菜

甜菜含糖量高，糖尿病患者食用后血糖会明显升高，因此应尽量不吃。

酸菜

酸菜一般是由大白菜腌渍而成，在腌渍的过程中许多营养素特别是维生素会被大量破坏，维生素对糖尿病患者来说不可缺少，因此糖尿病患者最好少吃酸菜。

土豆

土豆的淀粉含量非常高，淀粉在体内会转化为葡萄糖，食用后会使血糖升高，因此糖尿病患者不宜食用。

雪里蕻

雪里蕻经常被腌制成咸菜食用，含盐较多，糖尿病患者忌多食盐，故不宜食用腌制后的雪里蕻。

香椿

香椿性温，适合阳虚者食用，而糖尿病这类阴虚、燥热的患者，食用香椿会加重肝火，影响病情。

菱角

菱角含有较高的钾，糖尿病合并肾病患者极易出现高钾血症，应限制钾的摄入，因此有肾病的糖尿病患者应禁食菱角。

芋头

芋头含有黏性多糖类物质，食用后极易被消化和吸收，使血糖快速上升，这样不易控制血糖，因此糖尿病人应少食。

韭菜

韭菜性温，有温肾助阳的功效，适合阳虚者食用，而早、中期糖尿病患者多属阴虚体质，不宜过多食用。

莲藕

　　莲藕性寒、凉，对于脾胃功能虚弱的糖尿病患者来说，容易引起腹泻等不适症状。

豌豆

　　豌豆中钾和磷的含量极高，糖尿病患者，尤其是并发有肾病的患者要慎食。

红薯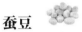

　　红薯中淀粉和糖的含量都较高，糖尿病患者不宜食用淀粉和糖含量过高的食物，因为淀粉和糖都极易使血糖升高，引起血糖的大波动，不利于糖尿病患者血糖的控制。

蚕豆

　　蚕豆中钾、磷的含量都极高，特别是含钾量，对于钾、磷代谢障碍的糖尿病并发肾病患者极其不利。

荷兰豆

　　荷兰豆营养丰富，但是其豆粒易产气，多食易引起消化不良性腹胀，糖尿病患者多胃肠功能较弱，需慎食。

龙眼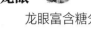

　　龙眼富含糖分、碳水化合物，食用后易使血糖升高。

葡萄

　　葡萄含糖量较高，且以葡萄糖为主，食用后易被人体吸收，会使血糖迅速上升。

榴莲

　　榴莲的血糖生成指数较高，糖尿病患者应忌食。

荔枝

　　荔枝也是性质温热的水果，食用过多易助热生火，加重糖尿病患者的内热情况。

甜瓜

　　甜瓜含糖量和热量较高，不利于糖尿病患者控制血糖。

甘蔗

　　甘蔗的含糖量高达12%，且以蔗糖、葡萄糖和果糖为主，容易被吸收，使血糖快速升高。

柿子

　　柿子含糖量较高，且主要是葡萄糖、蔗糖、果糖等，能使血糖迅速升高。

杨梅

　　中医认为，杨梅食用过多可助热上火，而糖尿病患者属阴虚内热体质，食用杨梅对病情不利。

哈密瓜

　　哈密瓜的含糖量较高，血糖生成指数也较高，食用后易于被人体吸收，快速升高血糖，不利于血糖控制。

芒果

　　芒果的血糖生成指数较高，糖尿病人食用后容易使血糖快速升高。

大枣

　　大枣含糖量很高，糖尿病患者食用过多不利于病情控制。干品中还含较多的钾，会加重糖尿病患者的肾脏负担，这也不利于病情的控制。

黑枣

黑枣中钾的含量极高，易使存在钾、磷代谢障碍的糖尿病并发肾病患者出现高血钾等症状，影响糖尿病病情。

梨

梨的含糖量较高，且以葡萄糖和果糖为主，易被人体吸收，从而使血糖快速升高。

香蕉

香蕉含糖量高达21%，而且以葡萄糖和果糖等单糖为主，极易被吸收，可使血糖迅速上升。

桑葚

糖尿病患者不宜食用含糖量高的食物，而桑葚含糖量较高，血糖生成指数也较高，能快速升高血糖，所以应禁食。

山竹

山竹的含糖量较高，每100克中含有糖分18克，糖尿病患者食用后容易使血糖快速升高，影响病情。

椰子

椰子的含糖量很高，且主要是葡萄糖、果糖和蔗糖，这些糖分极易被吸收，从而使血糖快速升高。

枇杷

枇杷的含糖量较高，糖尿病患者食用后容易引起高血糖。

橙子

糖尿病并发有肾病的患者存在钾的代谢障碍，如摄入橙子等含钾量高的食物，容易引起高钾血症。

橘子

橘子性温，多食易助热上火，加重糖尿病患者阴虚火旺的症状，不利于病情控制。

无花果

无花果鲜果中的含糖量很高，在其干果中更可高达60%～70%，而且多为葡萄糖和果糖，易被人体吸收利用。

猪脑、羊脑、牛脑

每100克猪脑中含2.571克胆固醇，每100克羊脑中含2.004克胆固醇，每100克牛脑中含2.447克胆固醇，多食易引起血管硬化、闭塞，导致动脉血管粥样硬化，糖尿病患者易引发心脑血管并发症。

羊肉

羊肉性温热，多食助热伤阴，属阴虚内热之体的糖尿病患者应尽量不吃。

牛肉干

牛肉干性温热，脂肪、胆固醇、钠的含量都很高，糖尿病患者食用易诱发心血管并发症。

杏

杏性温，多食易助热上火，早期和中期的糖尿病患者多属阴虚火旺体质，食之会加重病情。

肥猪肉

肥猪肉的脂肪含量很高，所以其热量也很高，不利于糖尿病患者血糖和体重的控制。

猪肝

猪肝的胆固醇含量较高，不利于糖尿病患者控制血糖。

猪肚

猪肚含较多的胆固醇，还会加重糖尿病患者的脂质代谢紊乱，促进脂肪转化为血糖，不利于血糖控制。

猪蹄

猪蹄的脂肪和胆固醇含量偏高，脂肪对血糖有直接影响，可引起血糖升高。脂肪和胆固醇摄入过多易引发或加重高脂血症，进一步发展会导致血管病变，这是糖尿病常见的并发症。

鹅肝

鹅肝中磷、钾等矿物质含量较丰富，过多食用会增加肾脏负担，对于已有糖尿病肾脏并发症导致的钾、磷代谢障碍者来说，食用鹅肝只会雪上加霜，加重病情。

午餐肉

午餐肉的主要材料为畜肉和淀粉，饱和脂肪酸、糖和钠（每100克中含钠近1克）的含量都较高，糖尿病患者食用后易引发高血压、动脉血管粥样硬化等并发症。

炸鸡

油炸食品多属热性食物，且热量较高，糖尿病患者食用后易使体重上升、身体发胖，也不利于控制血糖。

腊肉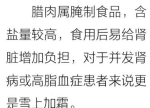

腊肉属腌制食品，含盐量较高，食用后易给肾脏增加负担，对于并发肾病或高脂血症患者来说更是雪上加霜。

鸡心

鸡心中含有的脂肪和胆固醇较多，如过量摄入会使脂质代谢紊乱，促使脂肪转化为血糖，从而升高血糖。

猪肉松

猪肉松中糖含量过高，食用后血糖会升高。所含脂肪多为饱和脂肪酸，糖尿病患者摄入过多易导致心血管并发症。

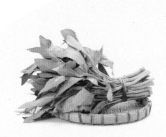

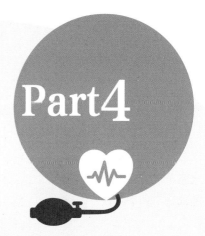

Part4

降糖食材健康吃法——
告别高血糖，就这么简单

糖尿病对人体危害最大的是并发症，如糖尿病并发眼部疾病可导致视力下降……除了用药物控制外，合理的饮食调养对糖尿病的防治非常有帮助。本章节从食疗角度出发，为患者详细介绍多种降糖食材以及各种菜例。读者阅读此章内容，可以结合自己的具体情况，量身定做降糖饮食计划，以达到防病祛疾的目的。

小白菜

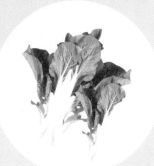

每日食用量 50克

降糖元素 维生素C、低热量

　　小白菜的热量很低，糖尿病患者食用后不会引起血糖的波动。而且其还含有丰富的维生素C和可促进大肠蠕动的粗纤维，有促进胆固醇排泄、清除粥样斑块、防治糖尿病并发动脉粥样硬化的作用。

营养功效

　　小白菜所含的矿物质能够促进骨髓的发育，加速人体的新陈代谢和增强机体的造血功能。据研究发现，小白菜有缓解精神紧张的作用，考试前可以适量食用，有助于保持平静的心态。小白菜能促进吸收，还有助于荨麻疹的消退。

食用宜忌

　　大便稀薄者、痛经的女性不宜多吃。

小白菜蛤蜊汤

原料：小白菜段60克，水发蛤蜊180克，水发粉丝30克，姜片少许

调料：鸡粉、盐、胡椒粉各2克，料酒4毫升，三花淡奶少许，食用油适量

做法：

1.爆香姜片，倒入蛤蜊翻炒，淋入料酒、清水煮2分钟。

2.放入粉丝，加入鸡粉、盐、胡椒粉，拌匀调味。

3.倒入洗净切好的小白菜，煮至熟软。

4.加入少许三花淡奶，稍煮片刻即可。

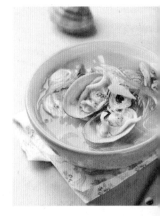

大白菜

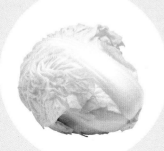

每日食用量 80克

降糖元素 膳食纤维

现代医学研究发现，大白菜所含的糖类中不含蔗糖和淀粉，是糖尿病患者的食疗佳蔬。大白菜中含有丰富的膳食纤维，能促进肠胃蠕动，具有降低血糖的功效。大白菜属于低糖蔬菜，非常适合糖尿病患者食用。

营养功效

大白菜含有蛋白质、多种维生素和钙、磷、铁等矿物质，具有通利肠胃、清热解毒、止咳化痰、利尿养胃的功效，是营养极为丰富的蔬菜。大白菜中所含的微量元素硒和钼具有防癌和抗癌作用，所含的锌具有生血功能，对伤口愈合有着重要作用，并与抗衰老有一定的关系，所含的维生素A可以促进幼儿发育成长和预防夜盲症。

食用宜忌

忌吃腐烂的大白菜，忌吃隔夜的炒熟的大白菜，因其含有致癌物质亚硝酸盐。

白菜玉米沙拉

原料：生菜40克，大白菜50克，玉米粒80克，去皮胡萝卜40克，柠檬汁10毫升

调料：盐、橄榄油各适量

做法：

1.胡萝卜切成丁；白菜切成块；生菜切成块。

2.锅中注入清水烧开，倒入胡萝卜、玉米粒、白菜，焯煮约2分钟至断生。

3.将焯煮好的蔬菜放入凉水中，冷却后捞出。

4.放入生菜、盐、柠檬汁、橄榄油，拌匀即可。

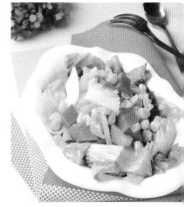

生菜

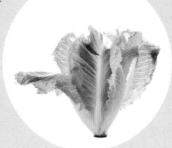

每日食用量 50克

降糖元素 膳食纤维及钾、钙、铁、磷等矿物质

　　生菜中所含的膳食纤维及钾、钙、铁、磷等矿物质，能降低体内血糖，减缓餐后血糖升高，还能防治由糖尿病引起的心血管并发症。

营养功效

　　生菜含有B族维生素、维生素C、维生素E等多种营养元素，具有利五脏、通经脉、开胸膈、利气、坚筋骨、白牙齿、明耳目、通乳汁、利小便的功效，对胰腺癌也有明显的抑制作用。生菜还能保护肝脏，促进胆汁形成，预防胆石症和胆囊炎，清除血液中的垃圾，利尿以及防止便秘等。

食用宜忌

　　妇女产后缺乳或乳汁不通可多吃生菜，有通乳、下乳的功效。体质寒凉、尿频、胃寒者少食。不要食用过夜的熟生菜。

香菇扒生菜

原料：生菜400克，香菇70克，彩椒50克，姜片、蒜末各少许

调料：盐3克，鸡粉2克，蚝油6克，老抽2毫升，生抽4毫升，水淀粉、食用油各适量

做法：

1.将食材洗净，生菜切开，香菇切成小块，彩椒切粗丝。将生菜、香菇、彩椒分别焯煮后捞出，生菜放入盘中。

2.用油起锅，倒入余下食材、所有调料翻炒后盛出，淋在焯好的生菜上即可。

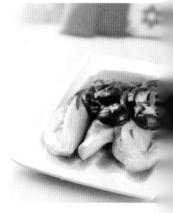

菠菜

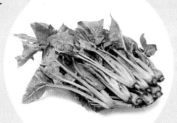

每日食用量 40克

降糖元素 膳食纤维、酶、类似胰岛素样物质

　　菠菜富含膳食纤维，可促进胰腺分泌和肠道蠕动，帮助消化；所含的酶有利于糖尿病患者的糖脂代谢。菠菜叶中含有一种类似胰岛素的物质，其作用与哺乳动物体内的胰岛素非常相似。

营养功效

　　菠菜含蛋白质、脂肪、钾、钙、磷、铁、维生素、叶酸等营养成分，能养血止血、通利肠胃，还可以帮助人体维持正常视力和促进上皮细胞的健康，预防夜盲症，增强抵抗传染病的能力等。食用菠菜还对口角溃疡、皮炎等有防治效果。

食用宜忌

　　菠菜应尽可能与蔬菜、水果等碱性食品同食，可提高其营养价值。煮食菠菜前先入沸水中焯一下，可去除部分草酸和涩味。

姜汁拌菠菜

原料：菠菜300克，姜末、蒜末各少许
调料：南瓜籽油18毫升，盐2克
做法：
1.洗净的菠菜切成段，待用。
2.锅中注入适量的清水，大火烧开，加入1克盐，淋入8毫升南瓜籽油，倒入切好的菠菜，焯一会儿至断生。
3.捞出焯好的菠菜，沥干水分，装碗待用。
4.往焯好的菠菜中倒入姜末、蒜末，加入10毫升南瓜籽油及1克盐，快速搅拌一会儿，至食材均匀入味即可。

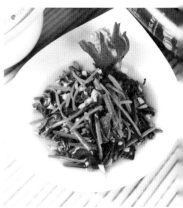

空心菜

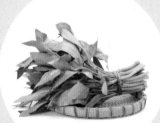

每日食用量 60克

降糖元素 胰岛素样物质

现代药理学研究发现，空心菜中含有胰岛素样物质，用于糖尿病患者具有抑制血糖升高的作用。

营养功效

空心菜中含胰岛素样物质，特别是紫色空心菜中的含量更高，胰岛素样物质能抑制血糖升高；空心菜所含的膳食纤维能促进胃肠蠕动，减少消化系统对糖分的吸收。

食用宜忌

空心菜性寒滑利，脾胃虚寒、腹胀腹泻者不宜食用。

空心菜粥

原料：空心菜50克，水发大米200克

调料：盐、鸡粉各少许

做法：

1.洗好的空心菜切成小段，备用。

2.砂锅中注入适量清水烧开，倒入洗好的大米，拌匀，盖上盖；用大火煮开后转小火煮40分钟至熟，揭盖，加入盐、鸡粉，放入空心菜，拌匀，略煮一会儿。

3.关火后盛出煮好的粥，装入碗中即可。

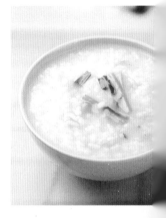

荠菜

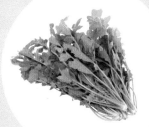

每日食用量 50克

降糖元素 粗纤维

荠菜含有大量的粗纤维，食用后可增强大肠蠕动，促进排泄，从而增进新陈代谢，对糖尿病患者有很好的疗效。

营养功效

荠菜富含胡萝卜素、维生素B$_1$、维生素B$_2$、烟酸、维生素C、胆碱、类黄酮、植物纤维、钾、钙、铁、锌等以及其他营养物质。中医学认为，荠菜有和胃、利水、止血、明目等效用。常吃荠菜，对防治软骨病、麻疹、皮肤角化、呼吸系统感染、前列腺炎、泌尿系统感染等均有较好的效果。近年来，医药界将荠菜中的提取物用来治疗高血压症，经测试颇有疗效。

食用宜忌

肠胃虚寒、腹泻、便溏者慎食。

荠菜蘑菇烩虾仁

原料：荠菜150克，口蘑250克，虾仁100克

调料：植物油、盐各少许

做法：

1.口蘑洗净切成块。

2.虾仁洗净，荠菜洗净后切成末备用。

3.植物油倒入锅中烧热，下入口蘑翻炒一会儿，加入虾仁、荠菜，炒匀后倒入适量水，煮至食材全熟后加盐调味即可。

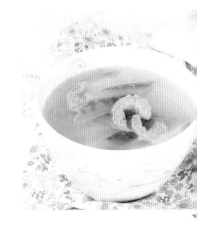

苋菜

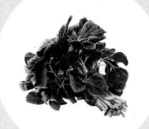

每日食用量 50克

降糖元素 镁

苋菜富含镁元素，能帮助糖尿病患者控制病情，还可改善糖耐基，减少胰岛素的用量。

营养功效

苋菜富含易被人体吸收的钙质，对牙齿和骨骼的生长可起到促进作用，并能维持正常的心肌活动，防止肌肉痉挛。它还含有丰富的铁和维生素K，具有促进凝血、增加血红蛋白含量并提高携氧能力、促进造血等功能。经常食用苋菜，可促进排毒、防止便秘。同时，苋菜中含有丰富的叶酸，能促进人体内的脂肪氧化，除去人体内多余的脂肪，有明显的降脂功效。

椒丝炒苋菜

原料：苋菜150克，彩椒40克，蒜末少许

调料：盐、鸡粉各2克，水淀粉、食用油各适量

做法：

1.将洗净的彩椒切成丝，装入盘中，备用。

2.用油起锅，放入蒜末，爆香，倒入择洗净的苋菜，翻炒至其熟软。

3.放入彩椒丝，翻炒均匀，加入适量盐、鸡粉，倒入适量水淀粉勾芡即可。

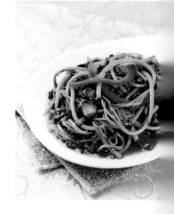

芥蓝

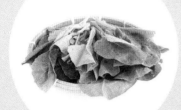

每日食用量 50克

降糖元素 膳食纤维、钙、维生素C、维生素E

芥蓝中含有的可溶性膳食纤维可以增加饱腹感，以减少食物的摄入，还可以润肠通便，减缓餐后血糖的上升速度。芥蓝中含有的胡萝卜素也有降血糖、降血压的功效。

营养功效

芥蓝中含有有机碱和金鸡纳霜，使它带有一定的苦味，能刺激人的味觉神经，增进食欲，加快胃肠蠕动，有助于消化，还能抑制过度兴奋的体温中枢，起到消暑解热的作用。芥蓝还含有大量膳食纤维，能防止便秘。

食用宜忌

适宜胃、十二指肠溃疡患者及便秘者、老年人。

枸杞拌芥蓝梗

原料：芥蓝梗85克，熟黄豆60克，枸杞10克，姜末、蒜末各少许

调料：盐、生抽、芝麻油、食用油、鸡粉、辣椒油各适量

做法：

1.洗净的芥蓝梗去皮，切成丁。

2.锅中注水烧开，加少许食用油、盐，拌匀，倒入芥蓝梗，搅拌几下，煮1分钟，加入枸杞，煮片刻至芥蓝梗断生，捞出。

3.将熟黄豆放入碗中，加姜末、蒜末、盐，淋生抽、芝麻油、鸡粉、辣椒油，搅拌至食材入味，装入盘中即可。

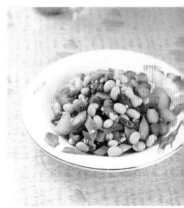

芹菜

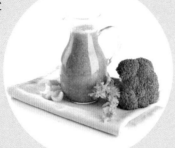

每日食用量 50克

降糖元素 膳食纤维、芹菜碱、甘露醇

　　芹菜中富含的膳食纤维能使糖分的吸收转慢，防止餐后血糖值迅速上升。芹菜还含有芹菜碱、甘露醇等活性成分，经常食用可降低血糖。

营养功效

　　芹菜含有蛋白质、维生素A、碳水化合物、脂肪、胡萝卜素以及矿物质，具有清热利水、降血压、祛血脂、净血、镇静、调经、健胃的功效，对高血压、动脉硬化、肺结核有预防和治疗作用。同时，芹菜中的脂肪含量较低，且含有丰富的膳食纤维，可以降低高血脂患者体内血清总胆固醇、甘油三酯、低密度脂蛋白胆固醇水平。

食用宜忌

　　脾胃虚寒、肠滑不固者谨慎食用。

芹菜炒黄豆

原料：熟黄豆220克，芹菜梗80克，胡萝卜30克

调料：盐3克，食用油适量

做法：

1.芹菜梗切成小段，去皮的胡萝卜切成丁。

2.锅中注水烧开，加入盐，倒入胡萝卜丁，轻搅约1分钟，至其断生后捞出，沥干水分，待用。

3.用油起锅，倒入切好的芹菜，翻炒匀，至芹菜变软。

4.再倒入焯过水的胡萝卜丁，放入熟黄豆，快速翻炒一会儿，加入适量盐，炒匀调味即成。

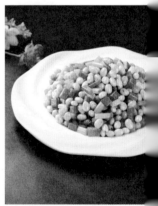

豌豆苗

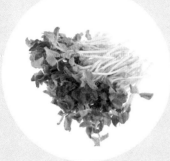

每日食用量 50克

降糖元素 膳食纤维、蛋白质

豌豆苗含有大量的膳食纤维，能加速胃肠蠕动，减少消化系统对糖分的吸收，从而控制血糖升高。豌豆苗中还含有丰富的蛋白质，能补充糖尿病患者因代谢紊乱而失去的蛋白质，还能提高抗病能力。

营养功效

豌豆苗含有丰富的蛋白质、膳食纤维及β-胡萝卜素、维生素B_1、维生素B_2、维生素C、钙、磷、铁等营养物质，并含有17种人体必需的氨基酸，其中磷的含量尤其高于其他蔬菜，可预防因胃酸分泌过多而导致的胃痛。豌豆苗还含有胆碱、蛋氨酸等，有助于预防动脉粥样硬化。

食用宜忌

豌豆苗与猪肉搭配食用可预防糖尿病，与鸡蛋同食可降血糖，与豆腐搭配则能使营养更全面。

海带拌豆苗

原料：海带70克，枸杞10克，豌豆苗100克，蒜末少许

调料：盐、鸡粉各2克，陈醋6毫升，蒸鱼豉油8毫升，芝麻油2毫升，食用油适量

做法：

1.洗好的海带切成丝。锅中注入适量清水烧开，放入海带丝，拌匀，加入少许食用油、盐，再加入豌豆苗、枸杞，略煮一会儿，捞出所有食材，沥干水分。

2.把所有食材装入碗中，放入蒜末，加入适量鸡粉、盐，淋入蒸鱼豉油、陈醋、芝麻油，拌匀即可。

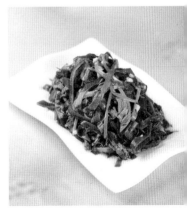

马齿苋

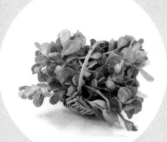

每日食用量 50克

降糖元素 去甲肾上腺素

马齿苋含有大量的去甲肾上腺素，能促进胰岛分泌胰岛素，调节人体糖的代谢，对降低血糖浓度、保持血糖稳定都有辅助作用。

营养功效

马齿苋具有清热解毒、消肿止痛的作用。马齿苋的根与叶饱含水分，营养较丰富，含有大量的去甲基肾上腺素和大量的钾盐及二羟乙胺，还含有苹果酸、葡萄糖、胡萝卜素等。因此，马齿苋的药用价值在某些方面远远高于食用价值，特别是对肠道传染病，如肠炎、痢疾等，有较高的疗效。

食用宜忌

高血压、糖尿病、溃疡病患者宜食。春天时经常吃些马齿苋，不仅可以补充身体营养，而且还能控制胆固醇增高。

马齿苋炒鸡蛋

原料：马齿苋100克，鸡蛋2个，葱花少许

调料：盐、水淀粉、植物油各适量

做法：

1.将洗净的马齿苋切成段，备用。

2.鸡蛋打入碗中，放入葱花，加入少许盐，用筷子打散、调匀，倒入适量水淀粉，用筷子搅匀，备用。

3.锅中注入适量食用油烧热，倒入切好的马齿苋，炒至熟软，再倒入备好的蛋液，翻炒至熟，关火后盛出炒好的食材，装入盘中即可。

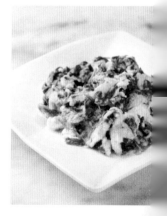

卷心菜

每日食用量 80克

降糖元素 维生素E、B族维生素、维生素C、钾、低热

卷心菜中含有丰富的维生素E，可促进人体内胰岛素的形成和分泌，调节糖代谢。同时，卷心菜还富含B族维生素、维生素C、钾，可有效预防由糖尿病引起的心脏病等并发症。

营养功效

卷心菜含有丰富的维生素A、维生素C、维生素E、胡萝卜素等营养元素，能提高人体免疫力、预防感冒、保护癌症患者的生活指标，还能美容、杀菌消炎、增进食欲、促进消化、预防便秘，对胃溃疡有很好的治疗作用。此外，卷心菜中含有的膳食纤维能阻止多余的碳水化合物被人体吸收，具有明显的降脂效果。

食用宜忌

一般人均可食用，孕妇及有消化道溃疡的人尤其适合。眼部充血者、皮肤瘙痒性疾病患者少食。熟的卷心菜不要长时间存放，以免亚硝酸盐沉积。

胡萝卜丝炒卷心菜

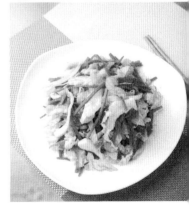

原料：卷心菜200克，胡萝卜150克，圆椒35克

调料：盐、鸡粉各2克，食用油适量

做法：

1.胡萝卜切成丝；圆椒切细丝；卷心菜切粗丝，备用；

2.用油起锅，倒入胡萝卜、卷心菜、圆椒，炒匀，注入少许清水，炒至食材断生。

3.加入少许盐、鸡粉，炒匀调味即可。

上海青

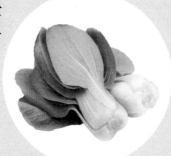

每日食用量 80克

降糖元素 胡萝卜素、膳食纤维、维生素C

　　上海青中含有大量的膳食纤维，可润肠通便，减缓餐后血糖上升，促进胆固醇的排泄，预防动脉粥样硬化。上海青中含有的胡萝卜素、维生素C等，有降血糖、增强免疫力的作用。

营养功效

　　上海青富含蛋白质、粗纤维、钙、铁、胡萝卜素、维生素C、维生素B_1和维生素B_2等，是人体黏膜及上皮组织维持生长的重要营养源，对抵御皮肤过度角质化大有裨益，能促进血液循环、活血化瘀、消肿明目，还能清热解毒、润肠通便，对口腔溃疡、牙齿松动、牙龈出血也有防治作用，其营养含量及食疗价值称得上是蔬菜中的佼佼者。

食用宜忌

　　老年人、产妇、身弱体虚者适宜多食上海青。

豆皮炒青菜

原料：豆皮30克，上海青75克

调料：盐2克，鸡粉少许，生抽2毫升，水淀粉2毫升，食用油适量

做法：

1.豆皮切成小块；上海青洗净，切成小块。

2.热锅注油，烧至四成热，放入豆皮炸至酥脆，捞出。

3.锅底留油，倒入上海青，翻炒片刻，加入盐、鸡粉，倒入少许清水，下入炸好的豆皮，翻炒均匀，淋入少许生抽，翻炒至豆皮松软，倒入适量水淀粉勾芡即可。

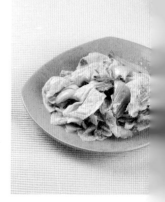

西蓝花

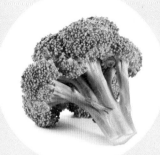

每日食用量 100克

降糖元素 膳食纤维、铬

西蓝花含有丰富的铬，铬能帮助糖尿病患者提高胰岛素的敏感性，也就是说，在控制糖尿病的过程中，摄入一定量的铬后，只需要较少胰岛素，就能起到控制病情的作用。

营养功效

西蓝花含多种维生素、叶酸及矿物质，具有爽喉开音、润肺止咳的功效。西蓝花的抗癌效果很好，对杀死导致胃癌的幽门螺旋杆菌具有神奇功效。西蓝花是含有类黄酮最多的食物之一，类黄酮除了可以防止感染，还是最好的血管清理剂，能够阻止胆固醇氧化，防止血小板凝结成块，因而可减少心脏病与中风发生的危险。

食用宜忌

西蓝花中含有少量导致甲状腺肿大的物质，食用时最好配以含碘丰富的食物，能起中和作用。

西蓝花腰果炒虾仁

原料：西蓝花300克，虾仁70克，彩椒、腰果各40克，姜片、蒜末、葱段各适量

调料：盐4克，鸡粉、水淀粉、料酒、食用油各适量

做法：

1.西蓝花切朵；彩椒切块；虾仁加盐、水淀粉、油腌渍。

2.锅注水烧开，加盐、油，放西蓝花焯水捞出；再下虾仁，焯水捞出；锅注油烧热，放腰果炸成黄色。

3.锅留油，放姜片、蒜末、葱段、彩椒、虾仁，加料酒、盐、鸡粉、水淀粉、腰果炒片刻，盛出即成。

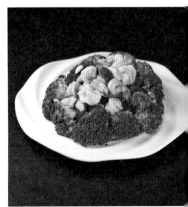

海带

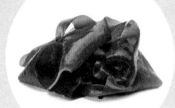

每日食用量 80克

降糖元素 二十碳五烯酸

海带中含有二十碳五烯酸，它是一种不饱和脂肪酸，能使血液中的黏度降低，减少血管硬化，糖尿病患者常食可降低血糖，稳定病情。

营养功效

海带碘的含量极为丰富，碘元素为体内合成甲状腺素的主要原料，因此海带是预防甲状腺病的良药。海带对头发的生长、滋润、乌亮都具有特殊功效，常食可增强膳食纤维的摄入，促进消化，减少胃、肠癌的发生。

食用宜忌

关节炎患者及患有甲亢的人不宜食用海带。

海带拌彩椒

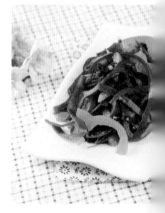

原料：海带150克，彩椒100克，蒜末、葱花各少许

调料：盐3克，鸡粉2克，生抽、陈醋、芝麻油、食用油各适量

做法：

1.海带切丝；彩椒去籽，切丝。

2.锅中注水烧开，加盐、食用油，放入彩椒，搅匀。

3.倒入海带，搅拌匀，煮约1分钟至熟，捞出。

4.将彩椒和海带放入碗中，倒入蒜末、葱花、生抽、盐、鸡粉、陈醋、芝麻油，拌匀调味装入碗中即成。

紫菜

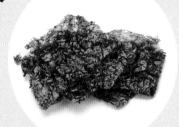

每日食用量 10克（干品）

降糖元素 紫菜多糖、硒、甘露醇

紫菜中富含紫菜多糖，紫菜多糖能显著降低空腹血糖。紫菜还含有丰富的硒，硒能明显促进细胞对糖的摄取，具有与胰岛素相同的调节糖代谢的生理活性。同时，紫菜中含有的甘露醇可消水肿，尤其适合糖尿病肾病伴有水肿的患者食用。

营养功效

紫菜的1/5是膳食纤维，可以保持肠道健康，将致癌物质排出体外。紫菜中所含的氨基酸种类多、数量大，钾、碘、铁的含量也较多，对防治高血压、动脉硬化等有益。

食用宜忌

脾胃虚寒、腹痛便溏者也不宜食。

紫菜鱼片粥

原料：水发大米180克，草鱼片80克，水发紫菜60克，姜丝、葱花各少许

调料：盐、鸡粉各3克，胡椒粉少许，料酒3毫升，水淀粉、食用油各适量

做法：

1.草鱼片装入盘中，加少许盐、鸡粉，淋料酒，倒入水淀粉，拌匀上浆，淋入食用油，腌渍约10分钟至入味。

2.砂锅注水烧开，倒入大米，小火煮30分钟至变软，倒入紫菜、姜丝、鱼肉片，加调料，大火续煮至熟即可。

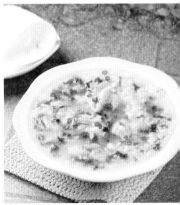

豇豆

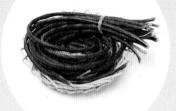

每日食用量 60克

降糖元素 磷脂

豇豆中的磷脂有促进胰岛素分泌、参加糖代谢的作用，是糖尿病人的理想食品。

营养功效

豇豆含丰富的B族维生素、维生素C和植物蛋白，能使人头脑清醒，调理消化系统，消除胸膈胀满，具有消暑、清口、安养精神、益气和利水消肿的功效。食用豇豆还可防治急性肠胃炎、呕吐、腹泻。

食用宜忌

消化不良、肾虚、脾胃虚弱之人宜多食，气滞便结者则不宜过量食用。一次吃太多豇豆易产气胀肚。

红糖大麦豇豆粥

原料：豇豆200克，水发大麦230克

调料：红糖40克

做法：

1.择洗好的豇豆切成小段。

2.砂锅注入适量清水大火烧开。

3.倒入泡发好的大麦，搅拌匀。盖上锅盖，烧开后转小火煮30分钟至熟软。

4.掀开锅盖，倒入豇豆、红糖，搅拌匀即成。

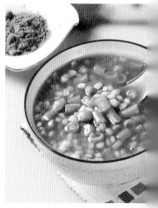

黄瓜

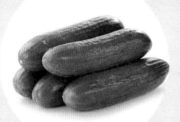

每日食用量 100克

降糖元素 丙醇二酸

黄瓜中含有的丙醇二酸能有效抑制糖类物质在体内转变成为脂肪，这对防治糖尿病具有重要意义。中老年糖尿病患者，尤其是2型糖尿病患者，经常食用黄瓜，不仅可以改善临床症状，还有助于防治糖尿病合并高脂血症。

营养功效

黄瓜的主要成分为葫芦素，具有抗肿瘤的作用，对血糖也有很好地降低作用。它含水量高，是美容的瓜菜，经常食用可起到防止皮肤衰老、润滑肌肤的作用。鲜黄瓜中含有纤维素，既能加速肠道腐坏物质的排泄，又有降低血液中胆固醇的功能，患有肥胖、高胆固醇和动脉硬化的病人，常吃黄瓜大有益处。

食用宜忌

有肝病、心血管疾病、肠胃病以及高血压病的人不宜吃腌黄瓜。

玉米黄瓜沙拉

原料：去皮黄瓜100克，玉米粒100克，罗勒叶、圣女果各少许，沙拉酱10克

做法：

1.将黄瓜洗净，切成丁。

2.锅中注水煮沸，放入玉米焯熟，捞出后放凉开水中冷却。将冷却的玉米粒放入大碗中，倒入黄瓜丁拌匀。

3.再将拌匀的食材装入盘中，挤上沙拉酱，再放上圣女果和罗勒叶装饰即可。

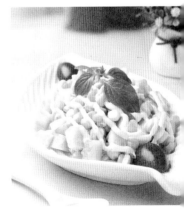

苦瓜

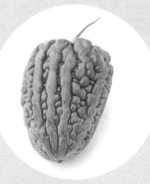

每日食用量 100克

降糖元素 苦瓜皂苷

苦瓜被称为"植物胰岛素"，因其含有的苦瓜皂苷具有明显的降糖作用，能帮助患者减轻胰岛素的负担。苦瓜富含的维生素A、维生素B$_6$和胡萝卜素等还能为糖尿病患者补充体内所需的多种营养物质。

营养功效

苦瓜性寒，味苦，归心、肺、脾经，含有脂肪、蛋白质、钙、磷、维生素等营养元素，具有消暑、解热、明目、解毒的功效。现代科学研究还发现苦瓜有抗肿瘤的作用。

食用宜忌

脾胃虚寒者及孕妇不宜食用苦瓜。

凉拌苦瓜

原料：苦瓜400克，蒜末少许

调料：芝麻油、盐、白糖、醋各适量

做法：

1.苦瓜洗净，剖开去籽，切成片，加适量盐腌渍半小时，沥去盐水。

2.锅中放水烧开，下入苦瓜片焯烫片刻，捞出放入凉开水中，浸凉后沥干水，和蒜末一起装入盘中。

3.加入白糖、醋、少许盐、芝麻油拌匀即可食用。

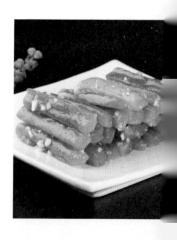

丝瓜

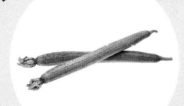

每日食用量 100克

降糖元素 膳食纤维、皂苷、瓜氨酸、丝瓜苦味质

　　丝瓜含有丰富的膳食纤维、皂苷、瓜氨酸、丝瓜苦味质，可治疗燥热伤肺、胃燥伤津型的糖尿病。

营养功效

　　丝瓜有清暑凉血、解毒通便、祛风化痰、润肤美容、通经络、行血脉、下乳汁等功效。丝瓜中含有丰富的膳食纤维，还可将人体内多余的胆固醇排出，有效地防止血糖升高，还能维护心脑血管正常。

食用宜忌

　　身体疲乏者、女性可以多吃丝瓜。体虚内寒、便溏腹泻者宜少食。

丝瓜炒虾仁

原料：丝瓜250克，虾仁150克，彩椒片、姜末、蒜片各少许

调料：植物油、盐各少许

做法：

1.将丝瓜去皮，切成4厘米长的条。

2.将虾仁洗净，用盐腌渍一会儿，再入沸水中焯水待用。

3.锅内放入少许油烧热，煸香姜末、蒜片，下入丝瓜条翻炒至熟，加入虾仁、彩椒片，炒匀后加盐调味即可。

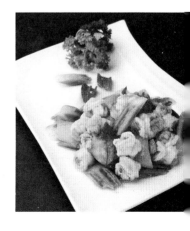

南瓜

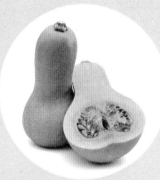

每日食用量 100克

降糖元素 果胶、维生素、钴、镍

南瓜是治疗糖尿病的食疗良药，其所含的果胶可推迟食物排空、延缓肠道对糖类的吸收，所含的维生素能促进胰岛素的分泌，所含的矿物质钴、镍是胰腺 β 细胞合成胰岛素所必需的物质。

营养功效

南瓜含有淀粉、蛋白质、维生素A、B族维生素、胡萝卜素、维生素C、维生素E以及钙、磷、铁等矿物质，具有减肥、健胃消食、防治咳嗽的功效。同时南瓜可以吸附并清除体内有毒物质，如重金属和放射性物质等，也可预防前列腺增生。南瓜中富含的膳食纤维可以吸附钠，使多余的钠随粪便排出体外，从而辅助降低血压。

食用宜忌

患有黄疸型肝炎、脚气等症的人不宜食用嫩南瓜。

蓝莓南瓜

原料：蓝莓酱40克，南瓜400克

做法：

1.洗净的南瓜去皮，切上花刀，再切成厚片。

2.把切好的南瓜放入盘中，摆放整齐。

3.将蓝莓酱抹在南瓜片上，放入烧开的蒸锅中；盖上盖，用大火蒸5分钟，至食材熟透即可。

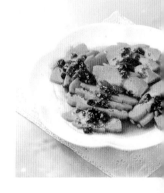

冬瓜

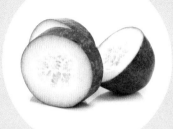

每日食用量 100克

降糖元素 维生素、低脂肪、低糖

冬瓜中含有的多种维生素，能够促使体内淀粉等糖类转化为热能，而不变成脂肪积聚在体内。而且冬瓜是低热量、低脂肪、低糖的食品，适合糖尿病患者经常食用。

营养功效

冬瓜含有多种维生素和人体所需的微量元素，可调节人体的代谢平衡。同时，冬瓜中含有维生素B_1、烟酸、丙醇二酸，其中维生素B_1能促进淀粉和糖类转化为热能，烟酸能降低血液中的胆固醇、甘油三酯的含量，丙醇二酸能抑制糖类转化为脂肪，高血压患者经常食用冬瓜可有效缓解病情。

食用宜忌

水肿、肥胖、肝硬化、脚气病、糖尿病、高血压、冠心病、癌症患者尤为适宜食用冬瓜。久病的人与阴虚火旺、脾胃虚寒、易泄泻者应少食。

冬瓜虾仁汤

原料：冬瓜200克，虾仁200克，姜片4克

调料：盐、植物油各适量

做法：

1.洗净的冬瓜去皮切片。

2.取出电饭锅，打开盖子，通电后倒入冬瓜片、虾仁，放入姜片、植物油，加入适量清水至没过食材，拌匀。

3.按下"功能"键，调至"靓汤"状态，煮30分钟至食材熟软，加盐，搅匀调味，断电后将煮好的汤装碗即可。

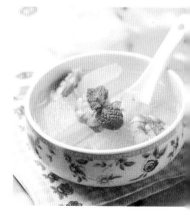

白萝卜

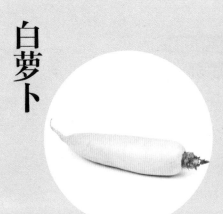

每日食用量 100克

降糖元素 香豆酸、膳食纤维

　　白萝卜所含香豆酸等活性成分有降血糖的作用，还含有促进脂肪代谢的物质，有明显的减肥作用，所以对于中老年2型糖尿病患者来说，经常食用白萝卜对身体健康大有好处。

营养功效

　　白萝卜热量少，纤维素多，主治食积胀满、咳嗽失音、吐血、消渴、痢疾。白萝卜含有丰富的维生素C、钙、磷、铁、碳水化合物及少量的蛋白质、铁及其他维生素，可促进血红素增加，提高血液浓度，对防治动脉粥样硬化等高血脂并发症较为有益。

食用宜忌

　　脾胃虚寒者、慢性胃炎者、胃及十二指肠溃疡者不宜食用。白萝卜和胡萝卜最好不要同食，若一起烹调食用，应加醋调和。

白萝卜海带汤

原料：白萝卜200克，海带180克，姜片、葱花各少许

调料：盐、植物油、鸡粉各适量

做法：

1.将洗净去皮的白萝卜切丝，洗好的海带切丝。

2.用油起锅，放入姜片，爆香，倒入白萝卜丝，炒匀，注入适量清水，盖上盖，烧开后煮3分钟至熟。

3.揭盖，稍加搅拌，倒入海带，拌匀，煮沸，加入适量的盐、鸡粉，用勺搅匀，煮沸，把煮好的汤料盛出，装入碗中，放上葱花即可。

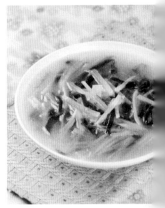

胡萝卜

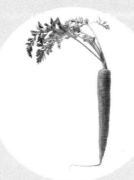

每日食用量 100克

降糖元素 B族维生素、胡萝卜素、维生素

胡萝卜富含B族维生素、胡萝卜素和维生素，常吃不仅可降低血糖，还可防治糖尿病并发症，如高血压、视网膜损伤等症。

营养功效

胡萝卜含有胡萝卜素、碳水化合物、维生素、胡萝卜碱、挥发油以及钙、磷等矿物质，能健脾、止滞，可治疗消化不良、久痢、咳嗽、眼疾，还可降血糖。它提供的维生素A，具有促进机体正常生长与繁殖、维持上皮组织、防止呼吸道感染及保持视力正常、治疗夜盲症和眼干燥症等功能。

食用宜忌

胡萝卜忌与酒同食，否则会造成大量胡萝卜素与酒精一同进入人体，而在肝脏中产生毒素，导致肝病。

玉竹烧胡萝卜

原料：胡萝卜85克，玉竹少许，高汤300毫升

调料：盐、鸡粉各2克，食用油适量

做法：

1.玉竹切成小段；洗净去皮的胡萝卜用斜刀切块。

2.用油起锅，倒入胡萝卜，炒匀炒香。

3.注入高汤，倒入玉竹，搅匀。盖上锅盖，烧开后用小火煮约10分钟至熟。

4.揭开锅盖，加入适量盐、鸡粉，炒匀调味，用大火收汁，至汤汁浓稠即可。

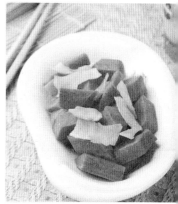

莴笋

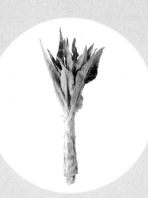

每日食用量 80克

降糖元素 烟酸

莴笋的维生素含量非常丰富，尤其是含有较多的烟酸。烟酸是胰岛素的激活剂，能有效地调节血糖。糖尿病患者如果能经常食用莴笋，可改善糖的代谢功能。

营养功效

莴笋含有碳水化合物、钙、磷、铁、维生素C等，有利五脏、通经脉、坚筋骨、白牙齿、明耳目、利小便的功效，对儿童长牙、换牙及骨骼发育均有促进作用，它的嫩茎中的白色汁液有催眠和通乳的作用。莴笋还是一种高钾低钠的食物，钾的含量是钠的27倍，能维持水、电解质平衡，对高血压患者有很好的帮助。

食用宜忌

小便不利、尿血、乳汁不通、失眠者和老人、儿童较宜食用莴笋，而脾胃虚寒者要少食。

女贞子莴笋汤

原料：女贞子8克，莴笋300克，姜片少许

调料：盐、鸡粉各2克，芝麻油、料酒各2毫升，食用油适量

做法：

1.洗净去皮的莴笋切段，再切成片，备用。

2.用油起锅，放入姜片，爆香，放入料酒，加入适量清水，倒入女贞子、莴笋，拌匀，盖上锅盖，煮至沸。

3.揭开锅盖，放入盐、鸡粉、芝麻油，拌匀。

4.关火后盛出煮好的汤料，装入碗中即可。

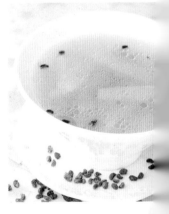

芦笋

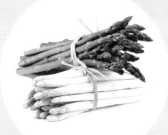

每日食用量 100克
降糖元素 香豆素

芦笋所含的香豆素等成分有降低血糖的作用，而且芦笋具有抗癌作用，能增强人体免疫功能。对中老年2型糖尿病患者来说，经常服食芦笋制剂或食品，不仅可改善糖尿病症状，而且对糖尿病并发高血压、视网膜损害以及肥胖症等病症也有较好的防治作用。

营养功效

芦笋所含蛋白质、碳水化合物、多种维生素和微量元素的质量优于普通蔬菜，经常食用对心脏病、高血压、心律不齐、疲劳症、水肿、膀胱炎、排尿困难等病症有一定的疗效。芦笋中含有丰富的叶酸，是孕妇补充叶酸的重要来源，也可使细胞生长正常化，具有防止癌细胞扩散的功能。

食用宜忌

心血管疾病患者、肥胖人士、癌症患者尤其适宜食用芦笋。

芦笋炒鸡肉

原料：鸡胸肉、芦笋、葱、去皮姜块、高汤各适量
调料：盐、白糖、水淀粉、植物油各适量
做法：

1.将鸡胸肉切条，加入盐、淀粉，搅拌均匀，腌渍10分钟；将芦笋切成段，葱切成葱段，姜块切成丝待用。

2.热锅注水煮沸，放入芦笋焯水捞出，热锅注油烧热，放入鸡胸肉，炒至微黄，盛出。

3.热锅注油烧热，放入姜丝、葱段，炒香，放入芦笋、鸡胸肉，倒入调味料，用水淀粉勾芡即可。

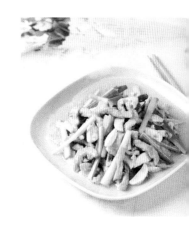

竹笋

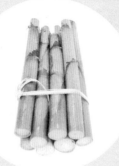

每日食用量 40克

降糖元素 膳食纤维、低脂肪

竹笋含较多的膳食纤维，可延缓胃肠排空时间和葡萄糖的吸收，有助于餐后血糖保持稳定。竹笋的脂肪、热量含量均很低，适合糖尿病患者食用。

营养功效

竹笋有消炎、清热解毒、发豆疹、利九窍、通血脉、化痰涎、利水消食之功效，所含粗纤维对促进肠胃蠕动、防止便秘有一定的效用。经研究，常吃竹笋对防治高血压、延长寿命有一定助益。

食用宜忌

食用过多竹笋易诱发哮喘、过敏性鼻炎、皮炎等，故食用要适量。

竹笋炒鸡丝

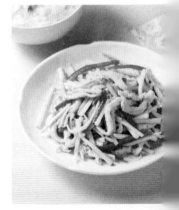

原料：竹笋170克，鸡胸肉230克，彩椒35克，姜末、蒜末各少许

调料：盐、鸡粉各2克，料酒3毫升，水淀粉、食用油各少许

做法：

1.将竹笋、彩椒、鸡肉切丝；鸡肉加盐、鸡粉、水淀粉、食用油，腌渍10分钟；竹笋加鸡粉、盐焯煮半分钟。

2.热锅注油，爆香姜末、蒜末，倒入鸡胸肉，淋入少许料酒炒香，倒入彩椒丝、竹笋丝，炒匀。

3.加入适量盐、鸡粉，倒入水淀粉勾芡，翻炒片刻即可。

洋葱

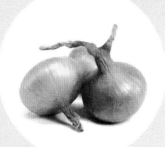

每日食用量 50克

降糖元素 甲磺丁脲

洋葱中含有甲磺丁脲，能选择性地作用于胰岛β细胞，促进胰岛素分泌，恢复其代谢功能。同时，洋葱的提取物能使四氧嘧啶诱发糖尿病的血糖值显著降低。应用乙醇提取物使空腹血糖下降最多，洋葱的作用是帮助细胞更好地利用葡萄糖。

营养功效

洋葱含有蛋白质、膳食纤维、维生素B₁、维生素C、胡萝卜素、烟酸以及钙、磷、铁等矿物质，可以降低血脂，防治动脉硬化。洋葱含有一种叫硒的抗氧化剂，能使人体产生大量的谷胱甘肽，使癌症发生率大大下降；其所含的半胱氨酸能推迟细胞的衰老，使人延年益寿。

食用宜忌

洋葱一次不宜食用过多。

洋葱番茄通心粉

原料：通心粉85克，番茄100克，洋葱35克
调料：盐3克，鸡粉2克，番茄酱适量，食用油各少许
做法：
1.洋葱切成小块，番茄切成小块，备用。
2.锅中注入适量清水烧开，淋入适量食用油，加入少许盐、鸡粉，略煮片刻，倒入备好的通心粉，搅匀。
3.盖上锅盖，用中火煮约3分钟至其断生。
4.倒入切好的番茄、洋葱，搅拌匀，加番茄酱拌匀，煮约2分钟至食材入味即可。

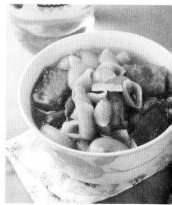

西葫芦

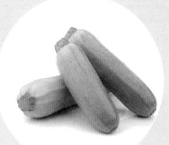

每日食用量 80克

降糖元素 维生素C

　　西葫芦中富含的维生素C可增强胰岛素的作用，调节糖代谢。西葫芦不含脂肪，含钠盐很低，是一种低糖食物，特别适合糖尿病患者食用。

营养功效

　　西葫芦含有蛋白质、多种维生素和矿物质，具有清热利尿、除烦止渴、润肺止咳、消肿散结的功能，可用于辅助治疗水肿、腹胀、烦渴、疮毒以及肾炎、肝硬化腹水等症。西葫芦还含有一种干扰素的诱生剂，可刺激机体产生干扰素，提高免疫力，发挥抗病毒和肿瘤的作用。西葫芦富含水分，有润泽肌肤的作用。

食用宜忌

　　西葫芦不宜生吃。脾胃虚寒者应少吃，肝病、肾病患者宜食。

西葫芦炒鸡蛋

原料：鸡蛋2个，西葫芦120克，葱花少许

调料：盐2克，鸡粉2克，水淀粉3毫升，食用油适量

做法：

1.西葫芦洗净切片；鸡蛋打入碗中，加盐、鸡粉拌匀。

2.锅中加水烧开，放入盐、食用油、西葫芦煮1分钟捞出。

3.另起锅，注油烧热，倒入蛋液，快速拌炒至鸡蛋熟，倒入西葫芦，炒匀。

4.加入盐、鸡粉，炒匀调味，再倒入水淀粉勾芡，放入葱花炒匀即可。

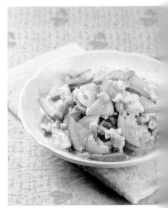

茄子

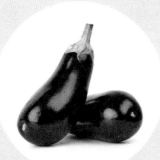

每日食用量 80克

降糖元素 维生素P

　　茄子中富含维生素P，尤其是紫茄子的皮中维生素P的含量更高，维生素P能增强毛细血管的弹性，防止微血管破裂出血，常吃茄子可预防糖尿病引起的视网膜出血。

营养功效

　　茄子含有蛋白质、碳水化合物、维生素C、维生素P以及钙、磷等矿物质，茄子中富含的维生素E能抗衰老，也可提高毛细血管抵抗力，防止出血。茄子还含有较大量的钾，可调节血压及心脏功能，预防心脏病和中风。茄子中的维生素P具有显著降低血脂的功效，其含有的皂苷也能降低血液中的胆固醇。

食用宜忌

　　寒性体质的人宜少食。秋后的茄子味偏苦，性寒更甚，体质虚冷之人应忌食。

青豆烧茄子

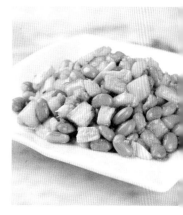

原料：青豆200克，茄子200克，蒜末、葱段各少许

调料：盐3克，鸡粉2克，生抽6毫升，水淀粉、食用油各适量

做法：

1.锅中加水烧开，加入盐、食用油、青豆煮1分钟，捞出。

2.茄子洗净切丁，热锅注油烧热，将茄子炸至其色泽微黄。

3.锅底留油，爆香蒜末、葱段，倒入青豆、茄子丁炒匀，加入盐、鸡粉炒匀调味，淋入生抽，炒至食材熟软，再倒入水淀粉，炒至食材熟透即可。

番茄

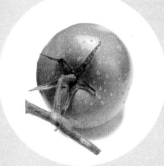

每日食用量 200克

降糖元素 番茄碱、谷胱甘肽、葫芦巴碱、红浆果素

番茄属于低糖、低脂、低热量的食物，吃后不会使人发胖，是适合糖尿病患者食用的蔬菜。另外，番茄所含有的番茄碱、谷胱甘肽、葫芦巴碱、红浆果素等有效成分，有调节血糖的作用。

营养功效

番茄能生津止渴、健胃消食，且肉汁多，对肾炎病人和动脉硬化患者都有较好的食疗作用。番茄还富含番茄红素，具有抗氧化功能，常吃能使皮肤细滑白皙，可延缓衰老。

食用宜忌

青色的未成熟番茄不宜食，因为其中含有大量的生物碱，可被胃酸水解成番茄次碱，食用后会出现头晕、流涎、恶心、呕吐和全身疲劳等中毒症状。

番茄生鱼豆腐汤

原料：生鱼块500克，番茄100克，豆腐100克，姜片、葱花各少许

调料：盐、鸡粉各3克，料酒10毫升，胡椒粉、食用油各适量

做法：

1.洗净的豆腐切成块，洗好的番茄切成瓣，备用。

2.用油起锅，爆香姜片，倒入生鱼块，煎出香味。

3.淋适量料酒，加入适量开水，加少许盐、鸡粉，倒入切好的番茄，放入豆腐，用中火煮3分钟至入味；放入少许胡椒粉，拌匀，撒入少许葱花即可。

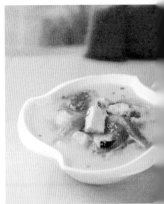

山药

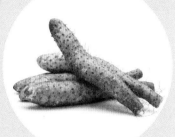

每日食用量 80克

降糖元素 黏液蛋白

　　山药具有降血糖作用，山药黏液为黏液蛋白，能在肠道中包裹住一起吃进的食物，减缓糖质吸收，从而抑制血糖值的急剧上升，节省了胰岛素。因此，糖尿病患者长期食用山药，对控制血糖有很好的效果。

营养功效

　　山药含有膳食纤维、淀粉、淀粉酶、精氨酸、维生素C以及钾、磷、钙等矿物质，具有滋养壮身、助消化、敛汗、止泻等作用，是虚弱、疲劳或病愈者恢复体力的最佳食品，不但可以抗癌，对于癌症患者治疗后的调理也极具疗效，经常食用能提高免疫力、预防高血压、降低胆固醇、利尿、润滑关节。山药由于脂肪含量低，即使多吃也不会发胖。

食用宜忌

　　山药宜去皮食用，以免产生麻的口感。

山药炒木耳

原料：山药350克，黑木耳20克，葱末、姜末各少许

调料：橄榄油、盐各适量

做法：

1.将山药去皮，放入蒸锅稍蒸一下，切成条，冲水待用。

2.黑木耳加水泡发开，摘去杂质，撕成片。

3.锅中放橄榄油烧热，爆香葱末、姜末，放入山药、黑木耳，翻炒均匀后加少许水，待山药条熟后下盐调味即可盛出。

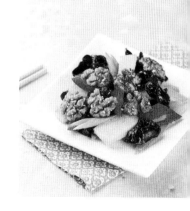

甜椒

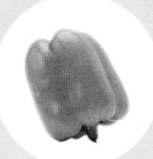

每日食用量 50克

降糖元素 维生素C、维生素E

甜椒中含有丰富的维生素C和维生素E，可以影响葡萄糖耐量，促进胰岛素的分泌，具有明显的降低血糖的功效，还能预防由糖尿病引起的视网膜病变等并发症。

营养功效

甜椒含有丰富的辣椒素、维生素A、胡萝卜素、蛋白质、糖类、矿物质等多种营养物质，能增强人的体力，缓解因工作、生活压力所造成的疲劳。其特有的味道和所含的辣椒素有刺激唾液和胃液分泌的作用，能促进食欲、帮助消化、促进肠胃蠕动、防止便秘。

食用宜忌

甜椒是可以生吃的蔬菜，颜色越红营养越丰富。对某些人来说，甜椒也许不易消化，去皮有助于消化。溃疡、食道炎、咳嗽、咽喉肿痛者应注意少食。

彩椒肉末豆角

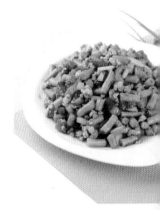

原料：猪肉末120克，豆角230克，彩椒80克，姜片、蒜末、葱段各少许

调料：食粉、盐、鸡粉、蚝油、生抽、料酒、食用油各适量

做法：

1.豆角切段；彩椒去籽，切丁，锅注水烧开，放入食粉、豆角，搅匀，煮5分钟，至其断生捞出。

2.用油起锅，放肉末炒松散，加料酒、生抽、姜片、蒜末、葱段、彩椒、豆角，加入盐、鸡粉、蚝油炒至入味即成。

银耳

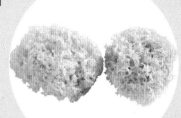

每日食用量 15克

降糖元素 钙、磷、镁、铁等矿物质

银耳中含有的钙、磷、镁、铁等矿物质能有效降低血糖，从而控制糖尿病患者的病情。

营养功效

银耳含有丰富的胶质、维生素、氨基酸及矿物质等多种营养元素。银耳能提高肝脏解毒能力，保护肝脏功能，不但能增强机体抗肿瘤能力，还能增强肿瘤患者对放疗、化疗的耐受力。银耳还是一味滋补良药，特点是滋润而不腻滞，具有补脾开胃、益气清肠、安眠健胃、补脑、养阴清热、润燥的功效。

食用宜忌

不宜食用变质的银耳，否则会引发中毒反应，严重者会有生命危险。外感风寒者不宜食用银耳。睡前不宜食用，以免血黏度增高。

银耳核桃蒸鹌鹑蛋

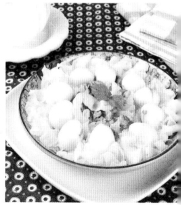

原料：水发银耳150克，核桃25克，熟鹌鹑蛋10个

调料：冰糖少量

做法：

1.银耳泡发洗净切小朵；用刀背将核桃拍碎。

2.备好蒸盘，摆入银耳、核桃碎、鹌鹑蛋、冰糖。

3.放入锅中蒸20分钟，取出即可。

黑木耳

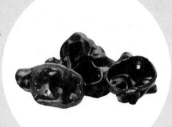

每日食用量 15克（干品）

降糖元素 多糖、钾

　　黑木耳中所含有的多糖成分具有显著的降低血糖、调节血糖的功效。令人关注的是，黑木耳的含钾量非常高，是优质的高钾食物，对糖尿病合并高血压的患者有较好的辅助治疗作用。

营养功效

　　黑木耳营养丰富，除含有大量的蛋白质、钙、铁、钠、少量脂肪、粗纤维、维生素B_1、维生素B_2、维生素C、胡萝卜素等人体所必需的营养成分外，还含有卵磷脂、脑磷脂、鞘磷脂及麦角甾醇等，可抑制血小板凝聚，降低血液中胆固醇的含量，对冠心病、动脉血管硬化、心脑血管病颇为有益，并有一定的抗癌作用。

食用宜忌

　　有出血性疾病的人不宜食用。鲜木耳不可食用。

胡萝卜炒木耳

原料：胡萝卜100克，水发木耳70克，葱段、蒜末各少许
调料：盐、蚝油、水淀粉、植物油各适量
做法：
1.将木耳切成小块；洗净去皮的胡萝卜切成片。
2.锅中注入清水烧开，加入少许盐、植物油、木耳，拌匀；再放入胡萝卜片，煮约半分钟至其断生。
3.用油起锅，放入蒜末，爆香；倒入焯过水的食材，快速翻炒匀，放入蚝油，翻炒至食材八成熟；加入盐，倒入水淀粉勾芡，撒上葱段，翻炒至食材入味即可。

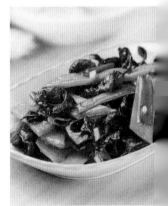

香菇

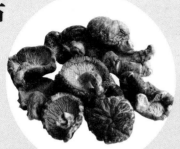

每日食用量 120克（鲜品）

降糖元素 钾

　　香菇中含有丰富的钾元素，每100克干香菇中含钾量高达464毫克，糖尿病合并高血压患者如果经常食用香菇，不仅能很好地降低血糖，还能有效地控制病情的发展。

营养功效

　　香菇是一种高蛋白、低脂肪的健康食品，富含18种氨基酸，其中人体所必需的8种氨基酸就占了7种，还含有大量的谷氨酸、多种维生素以及矿物质等，被称为"维生素的宝库"，还含有大量的亚麻油酸、钙、铁等造血物质，营养价值远超所有的蔬菜。

食用宜忌

　　健康人多吃香菇能起到防癌的作用，癌症患者多吃香菇能抑制肿瘤细胞的生长。但脾胃寒湿气滞、皮肤瘙痒者要少食。

香菇炒冬笋

原料：鲜香菇60克，竹笋120克，红椒10克，姜片、蒜末、葱花各少许

调料：盐3克，鸡粉3克，料酒4毫升，水淀粉、生抽、老抽、食用油各适量

做法：

1.洗净的香菇、红椒切块；洗净的竹笋切成片。

2.锅注水烧开，放入食用油、竹笋、香菇煮1分钟捞出。

3.用油起锅，放入姜片、蒜末、红椒爆香，倒入竹笋、香菇以及所有调料，炒匀盛出，撒葱花即可食用。

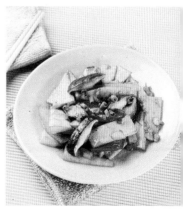

鸡腿菇

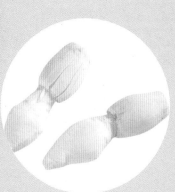

每日食用量 80克

降糖元素 不饱和脂肪酸、微量元素、膳食纤维

鸡腿菇中含有大量的不饱和脂肪酸，可以防止胆固醇在血管壁上沉积，促进胆固醇和脂肪代谢，从而降低血脂含量。所含的膳食纤维也可促进胆固醇的代谢，能预防糖尿病并发冠心病、动脉硬化等。

营养功效

鸡腿菇含有极为丰富的蛋白质，含有20种氨基酸，人体8种必需氨基酸全部具备，还含有碳水化合物、膳食纤维和多种微量元素，对体弱或病后需要调养的人十分有益。鸡腿菇有调节体内糖代谢、降低血糖的作用，并能调节血脂，对糖尿病患者和高脂血症患者有保健作用。中医学认为鸡腿菇性平味甘，有益胃清神、增进食欲、消食化痔的功效。

食用宜忌

一般人群均可食用鸡腿菇，尤其适合食欲不振、糖尿病人、痔疮患者食用。

蒜片鸡腿菇

原料：鸡腿菇300克，蒜瓣100克，青椒、红椒、葱段、姜片各少许

调料：植物油、盐、蚝油、水淀粉各少许

做法：

1.鸡腿菇洗净切成块；蒜瓣切片；青、红椒洗净后切菱形片。

2.锅中放油烧热，加入姜片、蒜片、葱段炒香，再加入鸡腿菇块，快速翻炒至软，加入青、红椒片一同炒熟。

3.加入盐、蚝油调味，用水淀粉勾薄芡即可出锅。

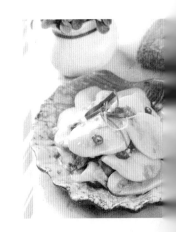

猴头菇

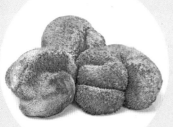

每日食用量 80克

降糖元素 多糖、不饱和脂肪酸

猴头菇中含的多糖具有明显的降低血糖功效，含有的不饱和脂肪酸能降低血胆固醇的含量。总之，猴头菇是糖尿病患者的理想食品，常吃还可预防糖尿病神经系统并发症。

营养功效

猴头菇含有丰富的蛋白质、碳水化合物、氨基酸和多种维生素，具有助消化、利五脏的功能，能增强人体免疫力、延缓人体衰老。猴头菇中含有的多肽、多糖的肽胺物质，有治疗癌症和有益人体健康的功效，对消化道系统肿瘤有一定的抑制和医疗作用，对胃溃疡、胃炎、胃病和腹胀等也有一定的疗效。

食用宜忌

霉烂变质的猴头菇不可食用，以防中毒。

黄芪猴头菇鸡汤

原料：鸡肉450克，鲜猴头菇200克，黄芪30克，枸杞、姜片各少许

调料：盐、芝麻油各适量

做法：

1.猴头菇去根，洗净切片；黄芪、枸杞洗净备用。

2.将鸡肉洗净切成块，入沸水中焯烫后再冲净。

3.锅内注入清水，放入鸡肉块、黄芪、姜片，旺火烧沸后撇去浮沫，小火煮约1.5小时，再加入猴头菇、枸杞，小火炖煮30分钟，加入盐调味，滴入芝麻油拌匀即可。

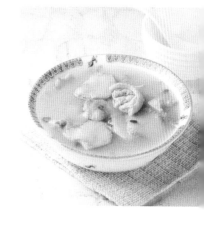

小米

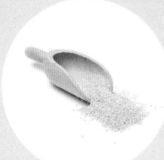

每日食用量 70克

降糖元素 钙、铁、锌、磷、镁、色氨酸、淀粉

　　小米能够有效补充糖尿病患者体内所缺乏的色氨酸。小米含有丰富的淀粉，可以促进胰岛素的分泌。小米含有丰富的铁、钙、锌、硒、磷、镁等矿物质，可调节血糖水平。

营养功效

　　小米含有维生素A、胡萝卜素、蛋白质、脂肪、碳水化合物、膳食纤维以及钙、磷、铁等矿物质，能够起到抑制血管收缩、降低血压的作用，对久病体虚的高血压患者有很好的保健作用。小米还具有益肾和胃、除热的作用，对脾胃虚寒、反胃呕吐、腹泻与产后、病后体虚或失眠者有益。

食用宜忌

　　小米是碱性谷类，身体酸痛或胃酸不调者可以多吃。

杂菇小米粥

原料：平菇50克，水发香菇（干）20克，小米80克

调料：盐、鸡粉各2克，食用油5毫升

做法：

1.砂锅中注水烧开，倒入小米，加入食用油，拌匀。

2.盖上盖，用大火煮开后转小火续煮30分钟。

3.揭盖，倒入洗净切好的平菇、香菇，拌匀。

4.盖上盖，用大火煮开后转小火续煮10分钟至食材入味，揭盖，加入盐、鸡粉，拌匀即可。

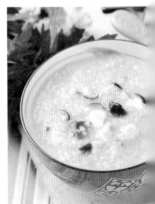

薏米

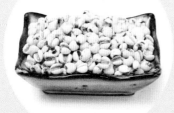

每日食用量 50克

降糖元素 维生素B₂、矿物质、氨基酸、谷甾醇、豆甾醇、薏米酯

薏米中含有的蛋白质、维生素B₂、谷甾醇、豆甾醇、薏米酯以及钙、镁等矿物质，具有降糖效果。研究发现，薏米水提取物能显著降低高血糖，可用于制成降糖保健品。

营养功效

薏米含有碳水化合物、薏米油、薏米酯、脂肪、氨基酸等，能强筋骨、健脾胃、消水肿、祛风湿、清肺热等。薏米油有抗癌作用，其抗癌有效成分为薏米酯和薏米内酯两种，尤其对子宫癌有明显的效果。薏米还具有利尿、消炎、镇痛等药效。另外，薏米含有大量的维生素B₁，可以改善粉刺、黑斑、雀斑与皮肤粗糙等现象，是皮肤光滑、美白的好帮手。

食用宜忌

汗少、便秘、尿多、遗精、遗尿者，怀孕早期的妇女，儿童不宜食用。

黄芪茯苓薏米汤

原料：黄芪10克，茯苓12克，水发薏米60克

做法：

1.砂锅中注入适量清水烧开。

2.倒入洗净的黄芪、茯苓、薏米，盖上锅盖，烧开后用小火炖20分钟，至其析出有效成分。

3.揭开锅盖，用勺子拌匀，略煮片刻。

4.关火后盛出煮好的汤料，装入碗中即可。

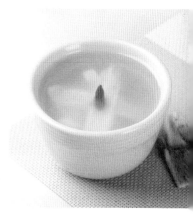

黑米

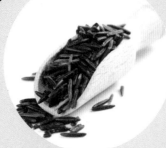

每日食用量 50克

降糖元素 膳食纤维

黑米含有丰富的膳食纤维，可降低葡萄糖的吸收速度，防止餐后血糖急剧上升，维持血糖平衡，有利于糖尿病患者病情的改善。

营养功效

黑米含有蛋白质、维生素B₁、维生素E、叶绿素、胡萝卜素、钙、铁、磷等营养物质，多食具有开胃益中、暖脾暖肝、明目活血、滑涩补精之功效。

食用宜忌

少年白发、产后妇女身体虚弱、病后体虚、慢性病人、康复期病人以及贫血、肾虚者均适宜多吃黑米食品。

红豆黑米粥

原料：水发黑米100克，水发红豆50克

调料：冰糖少许

做法：

1.砂锅中注入适量清水烧开，倒入洗净的红豆和黑米，搅散、拌匀。

2.盖上盖，烧开后转小火煮约65分钟，至食材熟软，揭盖，加入少许冰糖，搅拌匀，用中火煮至溶化。

3.关火后盛出煮好的黑米粥，装在碗中即可。

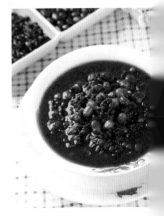

燕麦

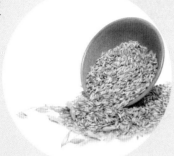

每日食用量 40克

降糖元素 水溶性膳食纤维

燕麦中的水溶性膳食纤维具有平缓饭后血糖上升的效果，有助于糖尿病患者控制血糖。

营养功效

燕麦含有维生素B_1、维生素B_2、膳食纤维、钙、磷、铁、锌、锰等营养元素，具有补益脾胃、润肠止汗、止血的作用。燕麦含有多种酶类，不仅能抑制人体老年斑的形成，而且具有延缓人体细胞衰老的作用，是老年人心脑病患者的最佳保健食品。

食用宜忌

避免长时间高温煮燕麦片，以防止维生素被破坏。

燕麦南瓜泥

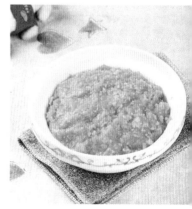

原料：南瓜250克，燕麦55克

调料：盐少许

做法：

1.将南瓜去皮切片；燕麦装入碗中，加水浸泡一会。

2.蒸锅置于旺火上烧开，放入南瓜、燕麦，蒸5分钟至燕麦熟透，将蒸好的燕麦取出，待用。

3.继续蒸5分钟至南瓜熟软，取出蒸熟的南瓜。

4.取玻璃碗，将南瓜倒入其中，加入适量盐、燕麦，搅拌1分钟至成泥状即可。

荞麦

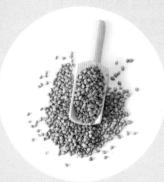

每日食用量 50克

降糖元素 镁、铬、膳食纤维、黄酮

荞麦面中所含的矿物质高于任何其他天然食品，含量为精白米和小麦面的2~3倍。荞麦所含有的黄酮以及镁、铬等元素，能降低血糖。荞麦富含的膳食纤维，可改善葡萄糖耐量，延缓餐后血糖上升的幅度，对糖尿病患者十分有利。

营养功效

荞麦营养丰富，据分析，荞麦面含蛋白质7%~13%，含脂肪2%~3%，脂肪中含有9种脂肪酸，其中最多的是油酸和亚油酸。油酸在人体内可以合成花生四烯酸，具有降低血脂的作用。荞麦面中还含有其他食物所不具有的芸香苷（芦丁），烟酸和芸香苷都有降低血脂的作用，是治疗高血压、冠心病的重要药物。

食用宜忌

荞麦的米质较硬，直接烹煮不易煮熟，烹调前宜先用清水浸泡数小时。

蛤蜊荞麦面

原料：蛤蜊200克，荞麦面130克，干辣椒100克，蒜末30克，姜末30克，香草碎少许

调料：盐适量

做法：

1.锅中注水烧开，下荞麦面，煮软捞出。

2.用油起锅，倒入干辣椒、姜末、蒜末，爆香。

3.倒入蛤蜊，注少许水，煮至蛤蜊开壳。

4.掀开盖，倒入煮软的荞麦面，加入盐，煮至入味。

5.将煮好的面条盛出装入盘中，摆上香菜碎即可。

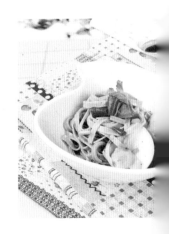

红豆

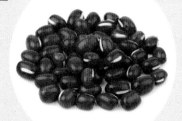

每日食用量 40克

降糖元素 活性成分

红豆富含活性成分，能降低血压，是糖尿病患者理想的食品，还对糖尿病合并肥胖症、高脂血症的防治有一定效果。

营养功效

红豆含有丰富的蛋白质、脂肪、糖类、B族维生素及钾、铁、磷等矿物质，具有利水消肿、利尿、消热解毒、健脾止泻、改善脚气的作用。红豆富含的铁质能让人气色红润，多摄取红豆，还有补血、促进血液循环、强化体力、增强抵抗力的效果，同时还具有补充女性经期营养、舒缓经痛的效果。

食用宜忌

经期、哺乳期女性尤应食用红豆，孕期和产后患有水肿的妇女也宜食用。但久食或过量食用会令人更生燥热，同时，尿频的人也不宜多食红豆。

红豆玉米饭

原料：鲜玉米粒85克，水发红豆75克，水发大米 200克

做法：

1.砂锅中注入适量清水，用大火烧热

2.倒入备好的红豆、大米，搅拌均匀，放入洗好的玉米粒，拌匀。

3.盖上锅盖，烧开后用小火煮约30分钟至食材熟软即可盛出。

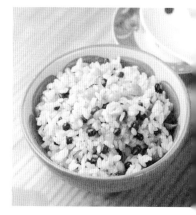

绿豆

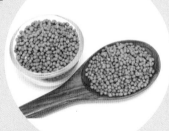

每日食用量 50克

降糖元素 钾、镁、铁、B族维生素
　　绿豆富含维生素和矿物质，其中B族维生素及钾、镁、铁等的含量要远远高于其他谷类，有止渴降糖、消水肿、利小便的作用，糖尿病合并肾病的患者可食用绿豆。

营养功效

　　绿豆含有丰富的蛋白质、烟酸、碳水化合物、胡萝卜素、膳食纤维、维生素C等营养成分，具有清热解暑、利尿消肿、润喉止咳及明目降压之功效。此外绿豆具有清心安神、治虚烦、润喉止痛、改善失眠多梦及精神恍惚等作用，还能有效清除血管中胆固醇和脂肪的堆积，防止心血管病变。

食用宜忌

　　脾胃虚寒、肾气不足、腰痛的人不宜过多食用绿豆。在服药期间，特别是服补药时不要食用绿豆，以免降低药效。

绿豆知母冬瓜汤

原料：冬瓜240克，水发绿豆60克，知母少许
调料：盐、鸡粉各2克
做法：

1.洗净的冬瓜切块，将绿豆、知母洗净，备用。

2.砂锅中注入适量清水烧热，倒入备好的绿豆、知母、冬瓜，搅拌均匀。

3.盖上锅盖，烧开后用小火煮约30分钟至食材熟透。

4.揭开锅盖，放入少许盐、鸡粉，拌匀，煮至食材入味，关火后盛出煮好的汤料即可。

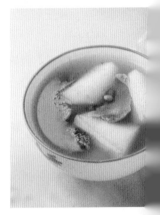

糙米

每日食用量 25克

降糖元素 锌、铬、锰、钒

糙米中含有的碳水化合物被粗纤维组织所包裹，人休消化吸收速度较慢，因而能很好地控制血糖；同时，糙米中的锌、铬、锰、钒等微量元素有利于提高胰岛素的敏感性，对糖耐量受损的人很有帮助。

营养功效

糙米的营养价值远远高于精白米，其含有丰富的B族维生素和维生素E，还含有丰富的膳食纤维，经常食用能使人健康有活力。糙米保留了胚芽，胚芽只占米的3%，但所含的维生素和矿物质却占到了70%，特别是维生素B_1。因此，糙米比白米更容易消化吸收，能帮助消化，预防脚气病和排除毒素。

食用宜忌

糙米的营养价值很高，但是它质地紧密，煮起来比较费时，因此须耐心煲煮。可以将糙米淘洗后用冷水浸泡过夜，然后连同浸泡水一起煮，煮半小时以上。

芹菜糙米粥

原料：水发糙米100克，芹菜30克，葱花少许

做法：

1.砂锅中注入适量清水烧热，倒入泡发好的糙米拌匀。

2.盖上锅盖，大火煮开后转小火煮45分钟至米粒熟软。

3.揭盖，倒入芹菜碎搅匀，盛出，撒上葱花即可。

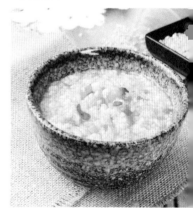

牛肉

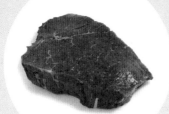

每日食用量 80克

降糖元素 优质蛋白质

　　糖尿病患者比正常人更容易消耗蛋白质，而牛肉中的优质蛋白质正好给糖尿病患者起到很好的滋补作用。而且牛肉的脂肪含量低，很适合肥胖型的糖尿病患者食用。

营养功效

　　牛肉具有补中益气、滋养脾胃、强健筋骨、化痰息风、止渴止涎之功效，适宜于中气下陷、气短体虚、筋骨酸软、贫血久病及面黄目眩之人食用。牛肉含有很高的肉毒碱，主要用于支持脂肪的新陈代谢，是一种对增长肌肉起重要作用的氨基酸。研究表明，蛋白质摄入与高血压有着密切关系。

食用宜忌

　　牛肉不可与韭菜同食，同食令人发热动火，也不可与栗子同食，否则易引起呕吐。牛肉不宜过量食用。内热盛者及皮肤病、肝病、肾病患者慎食。

牛肉炒鸡蛋

原料：牛肉200克，鸡蛋2个，葱花少许

调料：盐、生抽、水淀粉、植物油各适量

做法：

1.将洗净的牛肉切成片，装入碗中，加入少许生抽、盐，抓匀，加入水淀粉，抓匀，注入植物油，腌渍10分钟至入味。

2.鸡蛋打入碗中，打散调匀，加入盐、水淀粉，调匀。

3.用油起锅，倒入牛肉，炒至转色，倒入蛋液，拌炒至熟，撒入少许葱花，炒出葱香味即可。

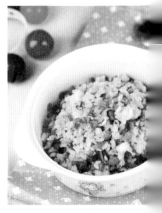

兔肉

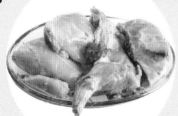

每日食用量 100克

降糖元素 高蛋白、低脂肪、低胆固醇

现代医学研究认为，兔肉是高蛋白、低脂肪、低胆固醇的食品，还含有丰富的卵磷脂，而结缔组织少，肉质细嫩易于消化，特别适合肥胖型的糖尿病患者食用。

营养功效

兔肉含有蛋白质、卵磷脂、多种维生素和微量元素，还含有较高的赖氨酸。兔肉有"荤中之素"的说法，肉质细嫩，营养丰富，具有补中益气、解热止渴、健脾养胃、凉血解毒之功效。

食用宜忌

兔肉是肥胖者、慢性胃炎、胃与十二指肠溃疡、结肠炎等患者比较理想的肉食。但是兔肉不宜与芹菜同食，否则易伤头发。脾胃虚寒、腹泻者不要吃兔肉。

飘香手撕兔

原料：熟兔肉500克，芹菜100克，红椒20克，蒜末少许

调料：盐3克，生抽3毫升，鸡粉、辣椒油、芝麻油、食用油各适量

做法：

1.将洗净的芹菜切段；洗净的红椒切丝；将兔肉块的骨头剔除，再把兔肉切成丝。

2.锅中倒入适量清水烧开，加入少许食用油、盐，倒入芹菜、红椒丝，煮约1分钟至熟后捞出装盘。

3.加入兔肉，放入所有调料，搅拌均匀即可。

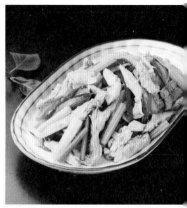

驴肉

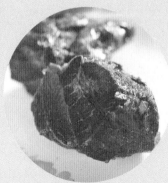

每日食用量 80克

降糖元素 低脂肪、高蛋白、低胆固醇、高亚油酸

驴肉的蛋白质、亚油酸含量较高，能营养胰岛细胞，改善胰腺功能，促进胰岛素的分泌，调节血糖水平。驴肉的脂肪、胆固醇含量较低，对糖尿病的并发症也有较好的保健预防作用。

营养功效

驴肉的蛋白质含量比牛肉、猪肉都高，而脂肪的含量却很低，是典型的高蛋白、低脂肪、低胆固醇食品。驴肉还含有碳水化合物、钙、磷、铁及人体所需的多种氨基酸，能够提高人体免疫力。中医认为，驴肉味甘、性凉，无毒，有补气养血、养心安神之功效，适用于气血亏虚、气短乏力、心悸、健忘、睡眠不宁者。

食用宜忌

吃驴肉后不宜立即饮茶，否则易便秘。脾胃虚寒者及慢性肠炎、腹泻、皮肤瘙痒疾病者不宜食驴肉。

五香驴肉

原料：带皮驴肉600克

调料：盐适量，陈皮、草果、丁香、小茴香、花椒、姜片、葱段各少许

做法：

1.带皮驴肉洗净，浸泡2小时，中途勤换水，以泡去血水，再放入沸水中焯烫5分钟，捞出。

2.将除盐外的调料洗净，放入纱布袋中包好。

3.将锅中放水烧开，下入纱布袋略煮，再放入带皮驴肉、盐，大火煮开后转中小火煮2小时，取出后切成片即可。

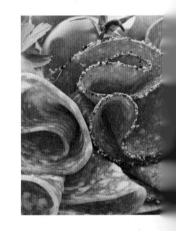

猪脊骨

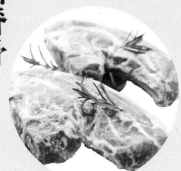

每日食用量 150克

降糖元素 神经节苷脂

　　猪脊骨中含有丰富的神经节苷脂，神经节苷脂能促使神经细胞核酸及蛋白质的合成，促进轴突再生和骨体形成，对于预防和辅助治疗糖尿病有一定疗效。

营养功效

　　猪脊骨富含蛋白质、脂肪、B族维生素及钙、磷、铁等营养素，具有滋补肾阴、填补精髓的功效，可用于肾虚耳鸣、腰膝酸软、遗精、阳痿、烦热、贫血等病症的调养。

食用宜忌

　　猪脊骨含有一定量的脂肪，肥胖、血脂较高者不宜经常吃。

大麦猪骨汤

原料：猪脊骨250克，水发大麦200克

调料：盐2克，料酒适量

做法：

1.锅中注入适量清水烧开，倒入洗净的猪脊骨，淋入料酒，氽煮片刻，捞出，装盘备用。

2.砂锅中注入适量清水烧开，倒入猪脊骨、大麦，淋入料酒，拌匀。

3.加盖，大火煮开转小火煮90分钟至析出有效成分，加盐调味即可。

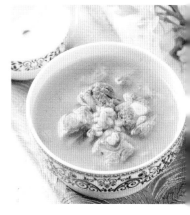

乌鸡

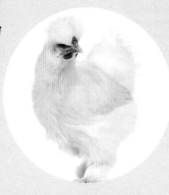

每日食用量 100克

降糖元素 赖氨酸、蛋氨酸和组氨酸

乌鸡含有人体不可缺少的赖氨酸、蛋氨酸和组氨酸，能调节人体免疫功能和抗衰老。乌鸡还可以促进胰岛素分泌、加强胰岛素作用、降低血糖。

营养功效

乌鸡含有10种氨基酸，胆固醇和脂肪的含量则很少，属于健康食品。食用乌鸡可以提高免疫功能，延缓衰老，强筋健骨，对防治骨质疏松、佝偻病、女性缺铁性贫血等有明显功效。

食用宜忌

多食易生痰助火、生热动风，故体肥、患严重皮肤疾病者宜少食或忌食。

黑豆乌鸡汤

原料：乌鸡肉250克，水发黑豆70克，姜片、葱段各少许

调料：盐3克，鸡粉3克，料酒4毫升

做法：

1.将洗净的乌鸡肉切成小块。

2.锅中注水烧开，倒入鸡块，搅匀，煮1分钟，氽去血水；捞出氽过水的鸡块，装盘。

3.砂锅中注入适量清水，倒入黑豆，用大火烧开。

4.放入乌鸡肉、姜片，加料酒，烧开后用小火炖约30分钟，加盐、鸡粉，拌匀，盛出，放上葱段即可。

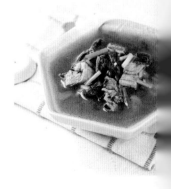

鸡肉

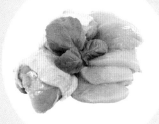

每日食用量 100克

降糖元素 蛋白质

　　鸡肉中含有丰富的蛋白质，且易被人体吸收，而糖尿病患者蛋白质的消耗量较正常人有所增加，需要适当补充蛋白质，所以鸡肉是糖尿病患者良好的蛋白质来源。此外，鸡肉营养丰富，对糖尿病患者有很好的滋补食疗作用。

营养功效

　　鸡肉含有丰富的蛋白质，而且消化率高，很容易被人体吸收利用。鸡肉还含有对人体生长发育有重要作用的磷脂类、矿物质及多种维生素，有增强体力、强壮身体的作用，对营养不良、畏寒怕冷、贫血等症有良好的食疗作用。

食用宜忌

　　公鸡肉温补作用较强，适合阳虚气弱者。

板栗烧鸡

原料：清远鸡半只，板栗200克，葱段、姜片各适量
调料：植物油、盐、酱油各适量
做法：
1.将板栗切开一口，入沸水中煮2分钟，捞出去壳。
2.鸡洗净剁成块，焯烫5分钟，盛出沥水待用。
3.锅中放入油，爆香葱、姜，加入酱油，注入适量水，烧沸后下入鸡块和板栗，焖煮至鸡肉熟，放盐调味即可。

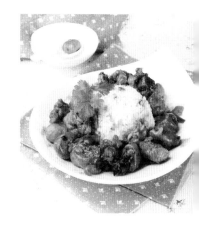

鸡胗

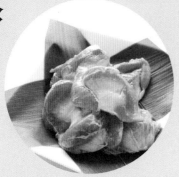

每日食用量 30克

降糖元素 维生素A、维生素E、烟酸

鸡胗中维生素A、维生素E的含量较高，常吃可防治糖尿病引起的视网膜并发症。同时，鸡胗中含有烟酸，可增强胰岛素作用，调节糖代谢。

营养功效

鸡胗含有维生素A、维生素B$_1$、维生素B$_2$、维生素B$_{12}$、维生素C、维生素D、泛酸、烟酸、胆碱及钙、磷、钾、镁、铁、锌、硒等矿物质，能涩精止遗。《本草纲目》中记载，鸡胗有"消食导滞"的功效，促进消化的作用比较明显。现代营养学家研究发现，鸡胗的蛋白质含量和鸡肉相当，但是脂肪和胆固醇含量仅有鸡肉的20%，因此特别适合中老年人食用。

食用宜忌

鸡胗是美味低脂的补铁食物，适宜贫血患者食用。

西芹拌鸡胗

原料：鸡胗180克，西芹100克，红椒20克，蒜末少许
调料：料酒3毫升，鸡粉2克，辣椒油4毫升，芝麻油2毫升，盐、生抽、食用油各适量
做法：
1.西芹、红椒切成小块；鸡胗切成小块。
2.锅中注入适量清水烧开，加入食用油、盐、料酒，分别焯熟西芹、红椒、鸡胗。
3.将西芹、红椒、鸡胗放入碗中，加入蒜末、盐、鸡粉，淋入生抽，倒入辣椒油、芝麻油，搅拌均匀即可。

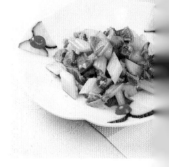

鸭肉

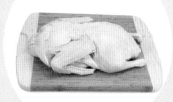

每日食用量 100克

降糖元素 不饱和脂肪酸

鸭肉中的不饱和脂肪酸可防治由糖尿病引起的心血管并发症。

营养功效

鸭肉含有脂肪、蛋白质、维生素A、B族维生素、维生素C及钾、铁、铜、锌等矿物质，经常食用鸭肉除能补充人体必需的多种营养成分之外，对一些低烧、食少、口干、大便干燥和水肿症状有很好的疗效。鸭肉中的脂肪近似橄榄油，有降低胆固醇的作用，对防治高血压综合征有益。

食用宜忌

虽然鸭肉对健康有益，但应注意不要食用过多。鸭肉性寒，体质虚寒者和胆囊炎患者也不宜多吃鸭肉。

鸭肉炒菌菇

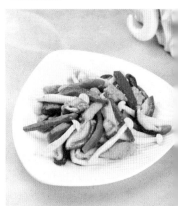

原料：鸭肉、白玉菇、香菇、彩椒、圆椒、姜片、蒜片各适量

调料：盐、生抽、水淀粉、植物油各适量

做法：

1.将香菇切片，白玉菇、彩椒、圆椒切丝，鸭肉切条。

2.鸭肉中加盐、生抽、油、水淀粉拌匀，腌渍至其入味。

3.锅中注水烧开，倒入香菇、白玉菇，拌匀，略煮一会儿，放入彩椒、圆椒焯水备用。

4.用油起锅，爆香姜片、蒜片，倒入鸭肉，炒至变色，放入焯过水的食材，炒匀，加入调料，炒至入味即可。

鸽肉

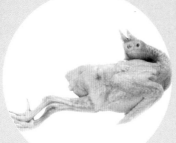

每日食用量 60克

降糖元素 蛋白质

　　鸽肉含有丰富的蛋白质，脂肪含量较低，营养作用优于鸡肉，可为糖尿病患者补充优质蛋白质，特别适合消瘦型糖尿病患者经常食用。

营养功效

　　鸽肉含有多种人体必需的氨基酸，且易于被人体消化吸收，含有的维生素A、维生素B$_1$、维生素B$_2$及微量元素也非常丰富。鸽肉具有解毒、补肾壮阳、生津止渴、益气补血、缓解神经衰弱之功效，对于高血压、高血脂、冠心病并发症患者尤为有益。同时，经常食用鸽肉，还可增强皮肤弹性，改善血液循环，提高免疫力，而且对脱发、白发也有很好的疗效。

食用宜忌

　　鸽肉与黑木耳同食会使人面部生斑。

茶树菇莲子炖乳鸽

原料：乳鸽块200克，水发莲子50克，水发茶树菇65克

调料：盐、鸡粉各1克

做法：

1.往陶瓷内胆中放入洗净的乳鸽块，放入茶树菇、莲子、适量清水、盐、鸡粉，搅拌均匀。

2.取出养生壶，通电后放入陶瓷内胆，盖上内胆盖，壶内注入适量清水。

3.盖上壶盖，按下"开关"键，选择"炖补"图标，机器开始运行，炖煮200分钟至食材熟软入味即可。

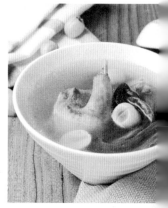

鲫鱼

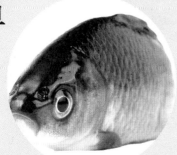

每日食用量 100克

降糖元素 蛋白质

鲫鱼富含极高的蛋白质，而且易于被人体所吸收，可降低胆固醇和血液黏稠度，降低糖尿病患者并发心脑血管疾病的发病率。

营养功效

鲫鱼中含有丰富的蛋白质、糖类、脂肪、钙、磷、铁、锌、维生素B_1等，有健脾利湿、和中开胃、通络下乳、利水消肿之功效，对水肿、溃疡、气管炎、哮喘、糖尿病的治疗大有益处。鲫鱼肉可促进智力发育，降低血液黏度，促进血液循环，对预防心脑血管疾病具有明显的作用。

食用宜忌

手术后、产后、病后体虚者可经常食用。阳虚体质和素有内热者不宜食用，易生热而生疮疡者忌食。

鲫鱼苦瓜汤

原料：净鲫鱼400克，苦瓜150克，姜片少许

调料：盐、植物油各适量

做法：

1.将洗净的苦瓜切成片。

2.用油起锅，煸香姜片，再放入鲫鱼，小火煎一会儿，转动炒锅，煎香。

3.小火煎至两面断生，加清水、盐，再放入苦瓜片，加盖用大火煮4分钟至熟透即可。

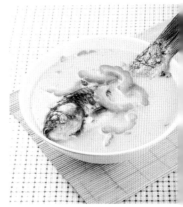

青鱼

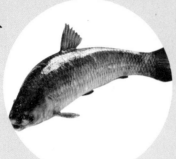

每日食用量 150克

降糖元素 钾、硒、钙、磷脂、ω-3脂肪酸

　　青鱼中含有的钾和硒能促进胰岛素的分泌，调节血糖平衡；其含有的钙可补充糖尿病患者体内流失的钙；还含有丰富的磷脂和ω-3脂肪酸，能有效预防糖尿病合并高脂血症。

营养功效

　　青鱼含有丰富的蛋白质、脂肪以及钾、钙、硒、碘等矿物质，具有养肝明目、补气养胃、化湿祛风的作用，能促进胰岛素分泌，调节血糖水平，还能防治妊娠水肿。青鱼中所含的硒元素有预防化学致癌物诱发肿瘤的功能，其所含的核酸对肿瘤也有抑制作用。

食用宜忌

　　营养不良、气血不足、肝炎、肾炎、脾胃虚弱、动脉硬化、高脂血症、高胆固醇血症者适合食用青鱼。皮肤瘙痒、内热、癣病者不宜食用青鱼。

香菇鱼肉枸杞粥

原料：干香菇2朵，青鱼肉200克，枸杞10克，大米100克，姜丝少许

调料：植物油、盐各少许

做法：

1.干香菇泡发至软，洗净后切成片。

2.枸杞泡发，鱼肉洗净切成片。

3.大米淘净，倒入开水锅中煮开，再加入香菇片一同煮至七成熟，加入鱼肉片、姜丝、枸杞，淋入植物油，继续煮至熟后加盐调味即可。

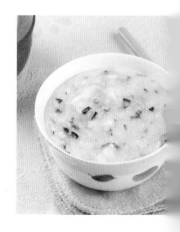

带鱼

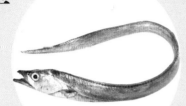

每日食用量 100克

降糖元素 镁

带鱼含有丰富的镁元素，不但利于降糖，而且对心血管系统有很好的保护作用，糖尿病患者食用带鱼可有效预防糖尿病性脑血管、心血管疾病的发生。

营养功效

带鱼对脾胃虚弱、消化不良、皮肤干燥者尤为适宜，可用作迁延性肝病、慢性肝炎辅助疗法，经常食用可滋润肌肤、保持皮肤的湿润与弹性，对脾胃虚弱、消化不良者也十分有益。带鱼含有的不饱和脂肪酸，可以降低血脂和血清胆固醇；还有硒元素，可以降低血液黏稠度，增加冠状动脉的血流量。

食用宜忌

出血性疾病患者不宜食用带鱼，如血小板减少、血友病、维生素K缺乏等病症患者要少吃或不吃。带鱼一次不宜多食，患有疥疮、湿疹等过敏性皮肤病者要慎食。

茶树菇烧带鱼

原料：带鱼300克，茶树菇150克，青椒、红尖椒、姜片、蒜瓣各适量

调料：植物油、盐、醋、生抽各适量

做法：

1.将带鱼处理干净切段，用盐、生抽、姜片、蒜瓣腌渍片刻；茶树菇洗净；青、红椒洗净切段。

2.油锅烧热，放入带鱼煎至两面金黄，再放入适量水、茶树菇，煮至汤汁发白。

3.加入剩余的调料煮至入味即可。

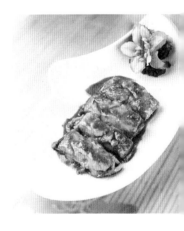

鳗鱼

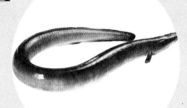

每日食用量 100克

降糖元素 不饱和脂肪酸

鳗鱼中富含不饱和脂肪酸，能降低糖尿病患者的总胆固醇、甘油三酯的含量，从而降低糖尿病合并心脑血管疾病的发病率。

营养功效

鳗鱼含有丰富的脂肪、优质蛋白、碳水化合物、氨基酸、维生素A、B族维生素、维生素E、钙、铬等营养成分，具有补虚养血、祛湿、抗结核等功效，是久病、虚弱、贫血、肺结核等病人的良好营养品。鳗鱼中还含有一种稀有的西河洛克蛋白，具有良好的强精壮肾的功效，是年轻夫妇、中老年人的保健食品。

食用宜忌

鳗鱼不可过量食用，否则不仅难以消化，还会导致旧病复发。患有慢性疾病和水产品过敏史的人应忌食。感冒、发热红斑狼疮患者要慎食。

当归鳗鱼汤

原料：鳗鱼块400克，姜片20克，当归、黄芪各10克，枸杞8克

调料：盐3克，鸡粉2克，胡椒粉少许，食用油适量

做法：

1.用中火油炸鳗鱼至肉质呈金黄色，捞出沥干油待用。

2.砂锅中注入适量清水烧开，倒入备好的姜片和洗净的当归、黄芪与枸杞，放入炸过的鳗鱼块。

3.盖上盖，煮沸后用小火炖煮约30分钟，至食材熟透，揭盖，加入少许盐、鸡粉，撒上适量胡椒粉调味即可。

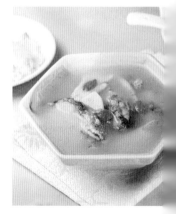

扇贝

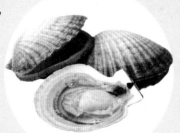

每日食用量 50克

降糖元素 硒、维生素B$_{12}$

扇贝中含有的硒能明显促进人体细胞对糖的摄取，其含有的维生素B$_{12}$能维持神经系统的正常功能，对预防糖尿病有一定帮助。

营养功效

扇贝含有蛋白质、脂肪、碳水化合物、膳食纤维、维生素A、维生素B$_{12}$、维生素E、硒、钙、磷、钾、钠等营养成分。扇贝肉能下气调中、利五脏、疗消渴，有清热、化痰、滋阴补肾的功效，对身体虚弱、食欲不振、两眼昏花、营养不良等病症有疗效。

食用宜忌

高胆固醇、高血脂、胃病、甲状腺肿大、支气管炎患者适合经常食用扇贝。扇贝性寒，脾胃虚寒者不宜食用过量。痛风病患者要慎食。

蒜蓉粉丝蒸扇贝

原料：扇贝、粉丝、葱花、大蒜、生姜、红椒各适量
调料：蒸鱼豉油、盐、植物油各适量
做法：
1.粉丝浸泡后切成为段；生姜、红椒、大蒜切成末。
2.往洗净的扇贝肉中撒盐，腌渍片刻后洗净去除泡沫。
3.往每一个扇贝里面放上粉丝、扇贝肉。
4.热锅注油，倒入姜末、蒜末爆香，倒入红椒末，炒匀，制成酱料，将酱料盖在每一个扇贝上。电蒸锅注水烧开，放上扇贝粉丝，蒸5分钟，淋上适量的蒸鱼豉油，撒上葱花即可。

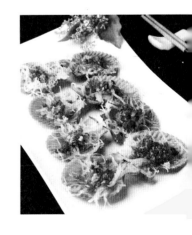

牡蛎

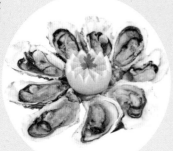

每日食用量 40克

降糖元素 矿物质

牡蛎含有丰富的矿物质，如锌、铬、镁、铁、钾等，是糖尿病患者补充矿物质的理想食物。同时，牡蛎中所含有的这些矿物质还能促进胰岛素的分泌，调节血糖水平。

营养功效

牡蛎除含有丰富的蛋白质、维生素和糖类等，还含有人体必需的10多种氨基酸、矿物质等营养成分，这些成分都是人体生长和代谢活动所必需的。牡蛎中还含有较为丰富的锌，经常食用可帮助高血压患者提高机体的锌与镉的比值，从而降低血压，对高血压及脑血管并发症有很好的疗效。中医认为牡蛎具有缓解疲劳、镇静安神、收敛固涩等功效，心悸失眠、眩晕耳鸣、尿频等患者可经常食用。

食用宜忌

急、慢性皮肤病患者，脾胃虚寒、慢性腹泻及便溏者要少食。

白菜粉丝牡蛎汤

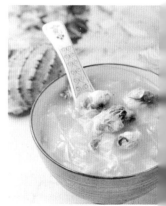

原料：大白菜180克，水发粉丝200克，牡蛎肉150克，姜丝、葱花各少许

调料：盐3克，鸡粉2克，胡椒粉、料酒、食用油各适量

做法：

1.将洗净的大白菜切成丝，水发粉丝切成段。

2.锅中注入清水烧开，倒入食用油，放入姜片、料酒、牡蛎肉、大白菜，搅拌匀。

3.烧开后用中火煮约3分钟，放盐、鸡粉、胡椒粉，倒入粉丝段，用大火煮至沸腾，再撒上葱花即可。

蛤蜊

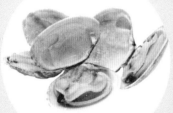

每日食用量 50克

降糖元素 镁、铬、硒、牛磺酸

蛤蜊含有的镁、硒能促进糖类代谢，铬能帮助稳定血糖，牛磺酸可降低血压和减少血液中的胆固醇，有助于防治糖尿病并发症的发生。

营养功效

蛤蜊富含蛋白质、脂肪、维生素A、维生素B$_1$、维生素B$_2$和钙、铁等营养成分，对肝肾阴虚、烦热盗汗、消渴有很好的食疗功效。蛤蜊肉还含有一种具有降低血清胆固醇的微量元素，其兼有抑制胆固醇在肝脏的合成和加速排泄胆固醇的独特作用，从而使体内胆固醇含量下降。

食用宜忌

吃蛤蜊的同时喝啤酒容易引发痛风。

双菇蛤蜊汤

原料：蛤蜊150克，白玉菇段、香菇块各100克，姜片、葱花各少许

调料：盐适量

做法：

1.锅中注入适量清水烧开，倒入洗净切好的白玉菇、香菇。

2.倒入备好的蛤蜊、姜片，搅拌均匀；盖上盖，煮约2分钟；再揭开盖，放入盐。

3.拌匀调味，盛出煮好的汤料，装入碗中，撒上葱花即可。

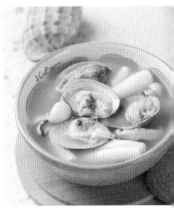

樱桃

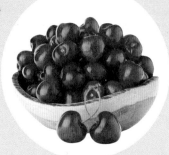

每日食用量 5~8个

降糖元素 花青素

　　樱桃含有的花青素能促进体内胰岛素的合成，增加人体内部胰岛素的含量，从而达到降低血糖、预防并发症的功效。樱桃的升糖指数低，糖尿病患者可以适量食用。

营养功效

　　樱桃含有丰富的蛋白质、维生素A、维生素E、铁、钾、钙、磷等营养成分。而且樱桃的含铁量居各种水果之首，具有促进血红蛋白再生的功效，既可防治缺铁性贫血，又可养颜驻容、除皱消斑，使皮肤嫩白中透着红润，同时增强体质、健脑益智。中医认为樱桃味甘性温，具有解表透疹、补中益气、健脾和胃、祛风除湿的功效，对倦怠少食、脾虚腹泻、肾虚腰腿疼痛、遗精等能起到辅助治疗作用。

食用宜忌

　　发热、哮喘、咳嗽等患者不宜多食，以免加重病情。

樱桃豆腐

原料：樱桃130克，豆腐270克

调料：盐、鸡粉各2克，白糖4克，陈醋10毫升，水淀粉6毫升，食用油适量

做法：

1.洗好的豆腐切开，再切条形，改切成小方块，备用。

2.煎锅上火烧热，淋入少许食用油，倒入豆腐，用小火煎出香味，翻转豆腐，煎至两面金黄色，盛出。

3.锅底留油烧热，注入少许清水，放入樱桃及所有调料，用大火煮至沸，倒入豆腐，稍煮，倒入水淀粉即可。

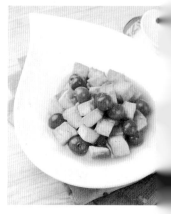

山楂

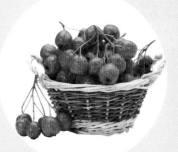

每日食用量 15克（干品）

降糖元素 维生素C、胡萝卜素、钙、黄酮类物质、胆碱、有机酸

山楂中含有丰富的维生素C、胡萝卜素、钙、黄酮类物质、胆碱、有机酸，一方面可以帮助消化、降血脂，另一方面可防治糖尿病心脑血管并发症。因此，提倡中老年糖尿病患者适当吃一些山楂。

营养功效

山楂含多种有机酸，并含降脂酶，能增强酶的作用，促进肉食消化，有助于胆固醇的转化。山楂还可利胆汁，促进胃液分泌。中医认为，山楂有消食健胃、活血化瘀、收敛止痢的作用，对肉积痰饮、痞满吞酸、泻痢肠风、腰痛疝气、产后恶露不尽、小儿乳食停滞等均有疗效。

食用宜忌

鲜山楂不能空腹吃，否则会使胃酸猛增，对胃黏膜造成不良刺激。若空腹食用还会增加饥饿感，并加重原有的胃痛。

山楂豆腐

原料：豆腐350克，山楂糕95克，姜末、蒜末、葱花各少许

调料：盐、生抽、陈醋、白糖、水淀粉、植物油各适量

做法：

1.山楂糕、豆腐切小块。

2.热锅注油，下豆腐炸1分30秒，下山楂糕炸干。锅底留油，下姜、蒜爆香。

3.注水，加生抽、盐、陈醋、白糖，倒豆腐、山楂糕、老抽，炒入味，淋上水淀粉，加葱花即可。

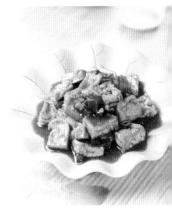

板栗

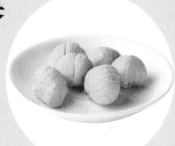

每日食用量 40克

降糖元素 膳食纤维

板栗富含膳食纤维，膳食纤维在胃肠内吸水膨胀，容积增加，呈现胶态，延缓了葡萄糖的吸收，能减轻对胰岛素分泌的刺激，使胰腺β细胞负担减轻，增加胰岛素与胰岛素受体的结合，减少胰高血糖素的分泌，使葡萄糖代谢加强。

营养功效

板栗含有丰富的蛋白质、脂肪、钙、磷、铁、维生素C和B族维生素，具有很好地预防癌症、降低胆固醇和防止血栓、病毒、细菌侵袭的作用。板栗中所含的不饱和脂肪酸与多种维生素，可防治动脉硬化、高血压、心脏病等心血管疾病，还不易造成体重的增加，也是抗衰防老的营养食品。

食用宜忌

板栗宜与大米一同熬煮成粥，不但能增进食欲，而且可健脾强胃。板栗不宜生食。变质霉烂的板栗不能吃，吃后会中毒。

红薯板栗排骨汤

原料：红薯150克，排骨段350克，板栗肉60克，姜片少许

调料：盐、鸡粉各2克，料酒5毫升

做法：

1.红薯去皮切小块，板栗肉切小块，排骨段氽煮后沥干。

2.砂锅中注入适量清水烧开，倒入排骨、板栗肉，放入姜片、料酒，盖上盖，煮沸后用小火煮约30分钟。

3.揭开盖，倒入红薯块，搅拌几下，再盖上盖，用小火续煮约15分钟，至全部食材熟透，加入盐、鸡粉即可。

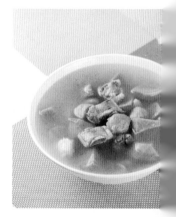

松子

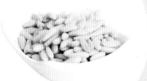

每日食用量 20克

降糖元素 油酸、亚油酸

松子仁中的脂肪成分是油酸、亚油酸等不饱和脂肪酸，具有防治动脉硬化的作用。经常吃松子，有防止糖尿病引起的胆固醇增高以及心血管疾病的功能。

营养功效

松子含有丰富的维生素E和铁，不仅可以减轻疲劳，还能延缓细胞老化、改善贫血等，适合妊娠期、更年期和皮肤粗糙的女性食用。老年人每天适量食用，也可活络通血、减少皱纹。松子中的磷和锰含量丰富，对大脑和神经有补益作用，对老年痴呆症也有很好的预防作用。松子还可增加呼吸系统的防御能力，并能降低心血管疾病的发生率，促进神经的传导功能，帮助气血循环、提升肠胃和肺功能。

食用宜忌

脾虚腹泻以及多痰患者不宜食用。

松子仁粥

原料：大米110克，松子仁35克

调料：白糖适量

做法：

1.大米洗净，浸泡半小时；松子仁洗净。

2.锅中注入适量清水，大米放入锅中煮粥，熟前放入松子仁，煮至粥成，加白糖食用。

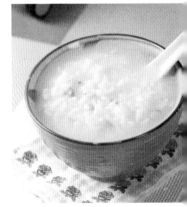

核桃

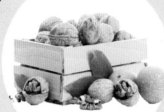

每日食用量 30克

降糖元素 脂肪酸、维生素E

核桃所含的脂肪酸为亚油酸，还含有大量维生素E，能帮助改善糖尿病患者分泌胰岛素的功能，降低血糖，防治糖尿病并发动脉硬化、高血压等。

营养功效

核桃有润肺、补肾、壮阳、健肾等功能，是温补肺肾的理想滋补食品。核桃还能润血脉、黑头发，让皮肤细腻光滑。核桃含有丰富的磷脂和赖氨酸，能有效补充脑部营养、健脑益智、增强记忆力。核桃含有的亚油酸和大量的维生素E，可提高细胞的生长速度，减少皮肤病，预防动脉硬化、高血压、心脏病等疾病。

食用宜忌

核桃可入粥、入菜、煲汤，还可加工成各种糕点食用。核桃含有较多的脂肪，一次吃得太多会影响消化。上火、腹泻的人不宜吃核桃，会加重症状。

核桃仁粥

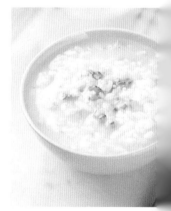

原料：核桃仁10克，大米350克

做法：

1.将核桃仁切碎，备用。

2.砂锅中注入适量清水烧热，倒入洗好的大米，拌匀。

3.盖上盖，用大火煮开后转小火煮40分钟至大米熟软。

4.揭盖，倒入切碎的核桃仁，拌匀，略煮片刻即可。

莲子

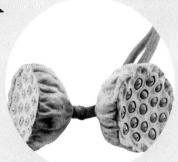

每日食用量 20克

降糖元素 莲子碱、莲子糖

　　莲子含有莲子碱、莲子糖，在合理摄入人体必需热能营养素的基础上添加莲子，对于2型糖尿病患者控制乏力、多饮、多尿症状及降低血总胆固醇等有一定的临床意义。

营养功效

　　莲子营养丰富，含有多种无机盐和维生素，其中丰富的钙质不仅能固齿，还具有促进凝血、使某些酶活化、维持神经传导性、镇静精神、维持肌肉的伸缩性和心跳的节律、安神养心等作用。莲子中的钾元素含量为所有植物食品之冠，对维持肌肉的兴奋性、心跳规律和各种代谢有重要的作用。

食用宜忌

　　莲子性涩，易滞气，故脘腹胀痛、大便秘结者及患外感病前后慎食。中老年人、体虚者、失眠者、食欲不振者、癌症患者非常适宜食用。

莲子松仁玉米

原料：鲜莲子、玉米粒、松子、胡萝卜、姜片、蒜末、葱花各适量

调料：盐、水淀粉、植物油各适量

做法：

1.胡萝卜切丁；用牙签把莲子心挑去。

2.锅中注入清水烧开，加入盐，放入食材焯水。

3.锅中放油烧热，放入姜片、蒜末、葱段，爆香；放入适量盐，炒匀，加入水淀粉勾芡；倒入所有食材，搅拌炒匀，关火盛出后，撒上松子，撒少许葱花即可。

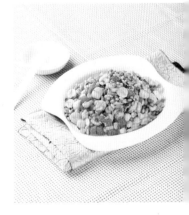

杏仁

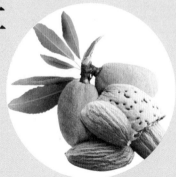

每日食用量 20克

降糖元素 蛋白质、钙、维生素E

杏仁富含蛋白质、钙、不饱和脂肪酸和维生素E，有降低血糖和胆固醇的作用。此外，杏仁中所含的苦杏仁苷可保护血管，维持正常血压水平。

营养功效

杏仁含有蛋白质、胡萝卜素、B族维生素、维生素C、维生素P及钙、磷、铁等营养成分，具有抗氧化、防止自由基侵袭细胞、预防肿瘤的作用，被人们称为"抗癌之果"。

食用宜忌

产妇、幼儿、实热体质者和糖尿病患者不宜食用杏仁。

大杏仁炒西芹

原料：巴旦木仁50克，西芹50克，彩椒60克，蒜片、姜丝各少许

调料：盐2克，水淀粉4毫升，橄榄油适量

做法：

1.将西芹切成段，彩椒去籽切成段。

2.开水锅中放入橄榄油、盐，倒入切好的西芹、彩椒，搅匀，捞出沥干，备用。

3.锅中倒入橄榄油、蒜、姜丝、西芹、彩椒，放入适量盐，炒匀，倒入巴旦木仁、水淀粉，炒匀装盘即可。

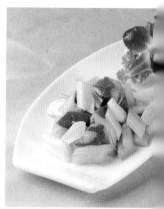